科学出版社"十三五"普通高等教育本科规划教材

高等院校医学实验教学系列教材

编审委员会主任委员　文格波

编写委员会总主编　姜志胜

局部解剖学实验

主　编　陈　熙　万　炜

主　审　宋　健

副主编　谭建国　卢大华　安　高

编　委　（按姓氏笔画排序）

丁红梅（广州医科大学）　　　　万　炜（南华大学医学院）

王　莉（南华大学医学院）　　　邓春雷（湖南师范大学医学院）

卢大华（中南大学湘雅医学院）　安　高（南华大学医学院）

李素云（南华大学医学院）　　　何　慧（南华大学医学院）

宋　健（武汉大学基础医学院）　陈　安（湖南中医药大学）

陈　熙（南华大学医学院）　　　洪　丽（南华大学医学院）

唐志晗（南华大学医学院）　　　谢　巍（南华大学医学院）

谭建国（南华大学医学院）

科 学 出 版 社

北　京

内 容 简 介

局部解剖学实验是临床医学专业学生重要基础实验之一。为适应高等医学教育改革和发展，根据五年制临床医学专业学生的培养目标和要求，陈熙等编写了《局部解剖学实验》教材。本书分为解剖学操作前准备，头部、颈部、胸部、腹部、盆部、会阴、上肢、下肢共十四章；每章分概述、实验内容和解剖操作三节，并附思考题。本实验教材注重培养学生观察、独立思考和动手操作能力，培养学生组织有序、分工合作的团队意识。

本实验教材可供五年制基础、临床、预防、口腔、护理等医学专业学生使用。

图书在版编目 (CIP) 数据

局部解剖学实验 / 陈熙，万炜主编 .—北京：科学出版社，2017.1
ISBN 978-7-03-050987-1

Ⅰ .①局… Ⅱ .①陈… ②万… Ⅲ .①局部解剖学－实验－医学院校－教材 Ⅳ . ① R323-33

中国版本图书馆 CIP 数据核字 (2016) 第 296264 号

责任编辑：李国红 周 园 / 责任校对：赵桂芬
责任印制：赵 博 / 封面设计：陈 敬

科 学 出 版 社 出版
北京东黄城根北街 16 号
邮政编码：100717
http://www.sciencep.com

北京建宏印刷有限公司印刷
科学出版社发行 各地新华书店经销

*

2017 年 1 月第 一 版　开本：787×1092 1/16
2025 年 1 月第八次印刷　印张：11 1/2
字数：265 000

定价：65.00 元
（如有印装质量问题，我社负责调换）

高等院校医学实验教学系列教材
编审委员会

序 一

　　近年来，教育部、卫生计生委等多部委紧密部署实施本科教学工程、专业综合改革试点、实践育人和卓越医生教育培养计划，把强化实践教学环节作为重要内容和重点要求，进一步凸显了医学实践性很强的属性，对切实加强医学实验教学提出了更高要求，指引着我国医学实验教学进入全面深化改革阶段。

　　高校牢固树立以学生为本、目标导向和持续改进的教育理念，积极创新和完善更加有利于培养学生实践能力和创新能力的实验教学体系，建设高素质实验教学队伍和高水平实验教学平台，以促进和保证实验教学水平全面提高。为此，南华大学医学院协同国内多所高校对第一版"高等院校医学实验教学系列教材"进行了修订和拓展。第二版教材涵盖了解剖学、显微形态学、医学免疫学、病原生物学、机能学、临床基本技能学、生物化学、分子生物学、医学细胞生物学、医学遗传学的实验教学内容，全书贯彻了先进的教育理念和教学指导思想，把握了各学科的总体框架和发展趋势，坚持了理论与实验结合、基础与临床结合、经典与现代结合、教学与科研结合，注重对学生探索精神、科学思维、实践能力、创新能力的全面培养，不失为一套高质量的精品教材。

　　愿"高等院校医学实验教学系列教材"的出版为推动我国医学实验教学的深化改革和持续发展发挥重要作用。

教育部高等学校基础医学类专业教学指导委员会主任委员
中国高等教育学会基础医学教育分会理事长
2015 年 12 月

序 二

随着本科教学工程、专业综合改革试点、实践育人和卓越医生教育培养计划的实施，高等医学院校迎来了进一步加强医学实验教学、提高医学实验教学质量的大好时机，必须积极更新医学实验教学理念，创新实验教学体系、教学模式和教学方法，整合实验教学内容，应用实验教学新技术新手段，促进医学人才知识、技能和素质全面协调发展。

高等院校医学实验教学系列教材编审委员会和编写委员会与时俱进，积极推进实验教学改革的深化，组织相关学科专业的专家教授，在第一版的基础上，吸收了南华大学等多个高校近年来在医学实验教学方面的改革新成果，强调对学生基本理论、基础知识、基本技能以及创新能力的培养，打破现行课程框架，构建以综合能力培养为目标的新型医学实验教学体系，修订并拓展了这套实验教学系列教材。第二版教材共十四本，包括：《系统解剖学实验》《局部解剖学实验》《显微形态学实验（组织与胚胎学分册）》《显微形态学实验（病理学分册）》《病原生物学实验（医学微生物学分册）》《病原生物学实验（人体寄生虫学分册）》《医学免疫学实验》《机能实验学》《临床基本技能学（诊断技能分册）》《临床基本技能学（外科基本技能分册）》《生物化学实验与技术》《分子生物学实验》《医学细胞生物学实验》《医学遗传学实验》。

本套教材的编写，借鉴国内外同类实验教材的编写模式，内容上依据医学实验体系进行重组和有机融合，按照医学实验教学的逻辑和规律进行编写，并注重知识的更新，反映学科的前沿动态，体现教材的思想性、科学性、启发性、先进性和实用性。

本套教材适用对象以本科临床医学专业为主，兼顾麻醉学、口腔医学、医学影像、护理学、预防医学、医学检验、卫生检验、药学、药物制剂、生物科学、生物技术等专业实验教学需求，各层次各专业学生可按照其专业培养特点和要求，选用相应的实验项目进行教学与学习。

本套教材的编写出版，得到了科学出版社和南华大学以及有关兄弟院校的大力支持，得到了基础医学湖南省重点学科资助，凝聚了各位主编和全体编写、编审人员的心血和智慧，在此，一并表示衷心感谢。

由于医学实验教学模式尚存差异，加上我们的水平有限，本套教材难免存在缺点和不当之处，敬请读者批评指正。

总主编

2015 年 12 月

前　　言

　　本教材是高等院校医学实验教学系列教材之一，为适应 21 世纪医学人才培养目标与发展的需要，遵循教材编写总体要求，根据局部解剖学实验教学的自身特点和实际情况，组织全国 6 所高等医学院校的 10 多位长期从事局部解剖学教学和科研工作的专家和教授编写而成。

　　本教材为 5 年制临床医学类专业的实验配套教材，亦可作为解剖学教师参考教材。考虑到高校发展不均衡，有些以标本操作为主，有些以标本观察为主，本教材结合两者的特色，以可操作性为宗旨，注重培养学生的实验操作和观察能力。

　　全书根据局部解剖学的特点，结合教学实际，以局部为纲分为 14 章，每章分概述、实验内容和解剖操作 3 节，并附思考题。

　　“概述”简要列出“实验目的和要求”、“实验材料”和“实验时间”。其中要求掌握的部分是重点学习内容，需要学生通过标本观察和解剖操作，从理论到实践，再由实践到理论反复论证，明确学习目标，合理分配实验的时间和精力；同时也是教师指导的重点内容。“实验材料”将每次实验需要的标本、模型和器械一一列出，实验中心教师明确要准备的相关材料，学生也能充分认识有关的实验材料，提高学习效率。

　　“实验内容”是实验的核心部分之一，包括标本及模型观察的内容及其重点、难点。重点观察各局部的层次结构，重要的器官或结构的形态、位置及毗邻。告知学生观察的重点和难点，取何种标本和模型，如何观察和寻找相应的解剖学结构和位置关系。此外，配备简单的线条图，以方便观察。

　　“解剖操作”是另一实验核心内容，涵盖操作要点、操作步骤和注意事项。学生应严格按照操作的步骤，一步一步解剖出需要掌握的结构和内容，并注意解剖要点和注意事项，以培养自己的动手能力。

　　“思考题”部分能帮助学生复习本次学习内容，巩固知识，联系临床。

　　本教材在总编委员会的指导和规划下顺利进行，凝聚了解剖学前辈言传身教的心血，也是全体编写人员共同努力的结果，是集体智慧的结晶，在此表示衷心感谢！

　　虽然各位编委编写过程中力求精益求精、认真负责，竭尽全力地编写、审校，但是受水平限制，不妥之处在所难免，恳请广大读者提出宝贵意见，以期不断完善。

2016 年 1 月 12 日

目　　录

绪言　解剖操作前的准备

第一节　常用器械及使用方法

一、手　术　刀

由刀柄和可装卸的刀片两部分组成（图0-1）。用于切开和剥离组织，按手术部位和性质不同，选择合适的刀柄和刀片。常用刀柄有3、4、7号；刀片有圆、尖、弯、三角、镰刀片等以及大小之分。大圆刀片一般用于普外手术、镰刀片用于口腔扁桃腺手术、小圆头刀片一般用于小手术或眼科手术、尖刀片一般用于脓肿切开等。装载刀片时，用持针器夹持刀片前端背侧前1/3处，将豁口对准刀柄的槽缝向后拉进，将刀片压入。拆卸刀片时用持针器将刀片后端稍稍翘起，向前推出。

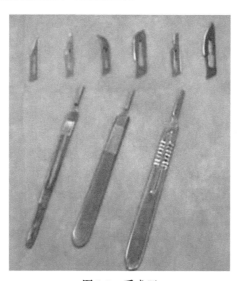

图0-1　手术刀

正确持刀方式有四种：

1.执弓式（图0-2A）　执弓式持刀法是最常见的一种。动作涉及整个上肢力量，主要在腕力，动作范围大而灵活。用于较长的胸腹部的皮肤切口，以及腹直肌前鞘的切开。

2.执笔式（图0-2B）　执笔式持刀法动作用力主要在指部，为精细短距离操作。用于血管、神经的解剖以及腹膜切开。

3.抓持式（图0-2C）　抓持式持刀法用于使力较大的切开。此式握持刀比较稳定，切割范围较大，如截肢、肌腱的切开，以及较长的皮肤切口。

4.反挑式（图0-2D）　反挑式持刀法多用于脓肿切开，以及腹膜的挑开,用力全靠指端。

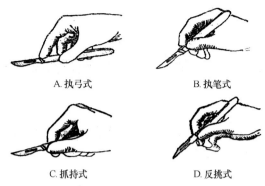

A. 执弓式　　　　　　　　B. 执笔式

C. 抓持式　　　　　　　　D. 反挑式

图 0-2　正确的执刀方式

无论哪一种持刀法都应以刀刃突出面与组织呈垂直方向，逐层切开组织，不要以刀尖部用力操作。持刀过高控制不稳，过低又妨碍视线，所以使用高度要适中（图 0-3）。

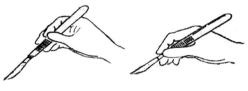

A. 执刀手的位置太高　　　　B. 执刀手的位置太低

图 0-3　错误的执刀方式

二、手　术　剪

手术剪分组织剪与线剪两种（图 0-4）。组织剪用于解剖、分离、剪开组织。线剪又分为剪线剪和拆线剪，前者用于剪断缝线、敷料、引流物等；后者一页钝凹，一页尖而直，用于拆除缝线。由于组织剪的刃较薄而线剪的刃较厚，使用时不能用组织剪代替线剪，以免损坏刀刃，缩短使用寿命。正确持剪刀法为拇指和环指分别插入剪刀柄的两个环中，中指放在环指环的剪刀柄上，示指压在轴节处起稳定和向导作用，有利于操作（图 0-5）。剪割组织时一般采取正剪法，也可采取反剪法和扶剪法等。

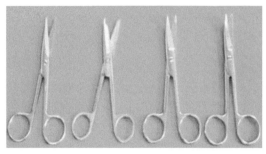

图 0-4　手术剪

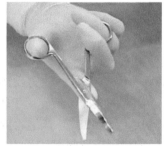

图 0-5　执手术剪

三、血　管　钳

血管钳又称止血钳，主要用于钳夹血管和出血点以达止血目的，也可用于分离组织、牵引缝线、拔出缝针等。为适合不同性质的手术方式和部位需要，血管钳有直、弯、直角、弧形以及大、中、小等各种不同的外形和长度（图 0-6）。

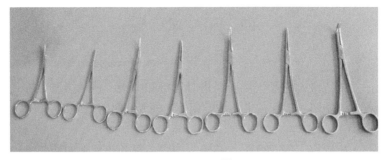

图 0-6　止血钳

临床上常用的有以下几种：

1. 直血管钳　直血管钳用于浅层组织分离及止血、协助拔针等，有大中小各型号。

2. 弯血管钳　弯血管钳用于组织分离及深部组织的夹持和止血。

3. 蚊式血管钳　最小的直、弯血管钳又称蚊式钳，用于小儿外科或精细的手术止血和分离解剖组织。此钳不宜夹大块组织。

4. 有齿血管钳　有齿血管钳又称科克钳 Kocher clamp，分直、弯两种，咬合面是全齿，前端的齿可防止滑脱，用以夹持较厚的组织及易滑脱的组织内血管出血，如肌肉、肠壁等。钳夹时不能用钳尖夹持组织，要用整个钳头面。

血管钳使用基本同手术剪（图 0-7A），但放开时用拇指和示指持住血管钳的一个环口，中指和环指挡住另一个环口，将拇指和环指轻轻用力对顶一下即可（图 0-7B、图 0-7C）。

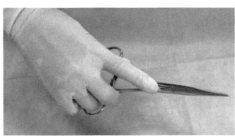

A. 持止血钳法

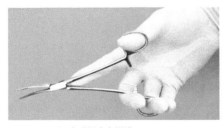

B. 右手松止血钳法

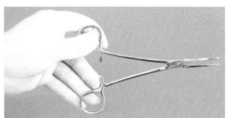

C. 左手松止血钳法

图 0-7　止血钳使用方法

注意：止血时尖端与组织垂直，夹住出血血管断面端，尽量少夹出血点周围组织。血管钳不得夹持皮肤、肠管等，以免损伤组织引起坏死。使用时要检查扣锁是否失灵，以防钳柄自动松开，造成出血。还要检查前端横行齿槽二页是否吻合，如不相吻合者应丢弃，以免夹持不住而引起组织滑脱。

四、手 术 镊

手术镊分为有齿镊、无齿镊两种（图0-8）。主要用于夹持和提起组织，以便于剥离、剪开和缝合。正确的持镊方法是用左手拇指对示指和中指，执两镊脚上部（图0-9）。

1.有齿镊　有齿镊用于提起皮肤、皮下组织、筋膜、肌腱等组织。其特性是夹持牢固，但对组织有损伤。

2.无齿镊　无齿镊用于提起血管、神经、内脏、黏膜等脆弱组织。

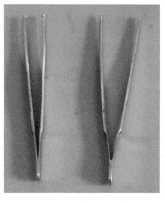 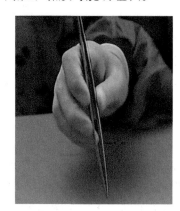

图0-8　手术镊　　　　　　　　图0-9　正确持镊方法

五、持针器（钳）

持针器的钳头较宽短，注意应与直止血钳相区别（图0-10A）。持针器主要用于夹持缝针来缝合组织，有时也用于器械打结、装卸刀片。把持方法同执剪刀法，为了方便准确有力，可不必将拇指及环指套入环口中（图0-10B、图0-10C）。夹针时用持针器的尖端夹住针的中后1/3交界处进行缝合。

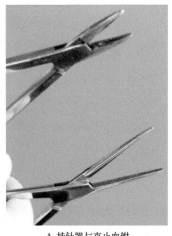 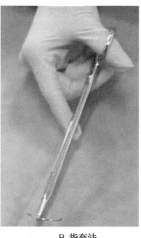 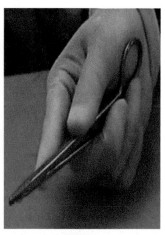

A.持针器与直止血钳　　　　　B.指套法　　　　　　　C.掌握法

图0-10　持针器使用方法

六、组　织　钳

组织钳又称鼠齿钳或 Allis 钳，其前稍宽有一排细齿似小耙，闭合时互相嵌合（图 0-11）。主要用于夹持和牵引被切除的组织病变部位，以利于手术进行。也可用于钳夹纱布垫与切口边缘的皮下组织，避免伤口内组织被皮肤污染。

七、布　巾　钳

布巾钳简称巾钳，前端弯而尖（图 0-12）。用于固定铺盖于手术切口周围的手术巾，有时也用来牵拉骨或其他坚韧组织。

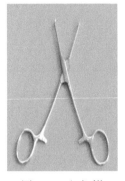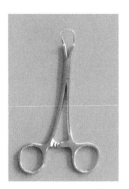

图 0-11　组织钳　　　　　　　图 0-12　布巾钳

八、海　绵　钳

海绵钳又称环钳、圈钳、卵圆钳、持物钳。分有齿、无齿两种（图 0-13）。有齿纹的用于钳夹蘸有消毒液的纱布或棉球做皮肤的消毒，还可用于夹持递送无菌物品。无齿纹的用于手术中夹持器官来协助暴露组织，或用于手术深处的拭血。

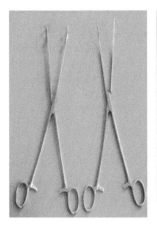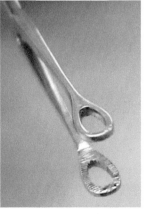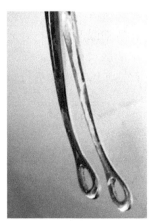

图 0-13　海绵钳

九、拉　钩

拉钩用于牵开阻碍暴露切口部位的组织，以便于手术顺利进行。拉钩分手持、自动两种，由于使用部位及作用的差异，又有不同形状、大小、宽窄拉钩。在牵开器官时应垫纱布于其下，以免牵拉时间过久将器官组织挤压损伤。临床常见拉钩有皮肤拉钩、甲状腺拉钩、有齿拉钩、腹部拉钩、S拉钩等（图0-14）。

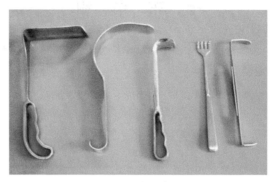

图 0-14　各型拉钩

从左至右依次为直角拉钩、S拉钩、圆头拉钩、皮肤拉钩、甲状腺拉钩

第二节　解剖操作注意事项

一、爱护标本

医学生应牢记死者将遗体捐献给医学院校，供医学生在学习解剖学时进行实地解剖，这是社会和死者给予医学生的一种特殊权利和待遇，同学们应当十分珍惜，尊敬死者，爱护标本。爱护标本主要表现为认真仔细地操作并从中得到最大的收获。同时，要精心保护标本，切勿因保管不善而使标体干燥或腐烂。因此，在解剖和保管标本时应做到：

(1) 在每次解剖课后，用湿布和塑料布将尸体盖好。

(2) 在解剖课上，只打开需要解剖和观察的部分，其余部分仍然盖好。

(3) 定期洒水和防腐液于尸体上，保湿防霉。

(4) 严格按解剖操作进行尸体解剖，不许盲目切割、损坏尸体和解剖器械。

二、解剖器械

(1) 每组学生一套解剖器械：剪刀1把；固定刀片和可换刀片的手术刀各1把；镊子2把；止血钳2把。

(2) 不常用的大型解剖器械放在解剖室内（各组共用）：锯、咬骨钳、肋骨剪、骨凿和锤子。

(3) 每次解剖操作后，必须把手术器械擦洗干净，并妥善保管，以免丢失。

（唐志晗　谭建国）

第一章 头 部

第一节 概 述

一、实验目的和要求

（1）了解头部的体表标志；了解头部的境界和分区。

（2）掌握颅顶软组织的层次和各层结构的特点；掌握颅顶血管神经的分布特点。

（3）熟悉骨性颅底内面的结构与毗邻及颅底骨折的临床特征。熟悉垂体的位置和毗邻；熟悉海绵窦的构成、位置及其通过的结构。

（4）了解面部皮肤和浅筋膜的特点，面肌的配布；颞下间隙、咬肌间隙和翼颌间隙的位置；上颌动脉和下颌神经的行程、分支和分布。

（5）掌握面动脉的行径；面静脉的行程、特点及其临床意义；面部静脉与翼丛的颅内、外静脉交通的途径。

（6）掌握面神经和三叉神经在面部的分支及分布。

（7）掌握腮腺的分部、位置、毗邻；腮腺鞘、腮腺管；穿经腮腺的结构及其位置关系。

二、实验材料

（1）标本：头部软组织层次瓶装标本；头面部正中矢状切标本；颅顶十字切口标本，头面部标本。

（2）模型：头部冠状切显示层次结构模型；头面部神经、血管模型。

（3）操作器械：手术刀柄、刀片、镊子、止血钳、手套、丝线等。

（4）整尸操作标本。

三、实验时间

实验时间 4 学时。

第二节 实验内容

一、重 点

（1）颅顶软组织（尤其是额顶枕区）的层次和各层结构的特点。

（2）颅顶血管神经的分布特点。

（3）腮腺的分部、位置、毗邻；腮腺鞘、腮腺管及穿经腮腺的结构及其位置关系。

二、难　点

（1）颅内、外静脉交通的途径。
（2）颞下间隙、咬肌间隙和翼颌间隙的位置。
（3）海绵窦的构成、位置、通过结构。

三、标本及模型观察

头部（head）下连颈部（neck），其界线为：下颌骨下缘（inferior border of mandible）、下颌角（angulus mandibulae）、乳突（processus mastoideus）、上项线（linea nuchae superior）和枕外隆凸（protuberantia occipitalis externa）的连线。

头部分为颅部（the cranium）和面部（the face）两部分。颅部和面部的分界线是：眶上缘、颧弓上缘、外耳门上缘与乳突的连线。颅部可再分为颅顶、颅底及其间的颅腔，颅腔内容纳脑及脑膜等；面部则有眼、耳、鼻、舌等特殊感觉器官。

（一）额顶枕区软组织层次

取头部冠状切显示层次结构模型；头部软组织层次瓶装标本；颅顶十字切口标本及头面部正中矢状切标本观察。

1. 层次　皮肤→浅筋膜→帽状腱膜及枕额肌→腱膜下疏松结缔组织→颅骨外膜（图1-1）。

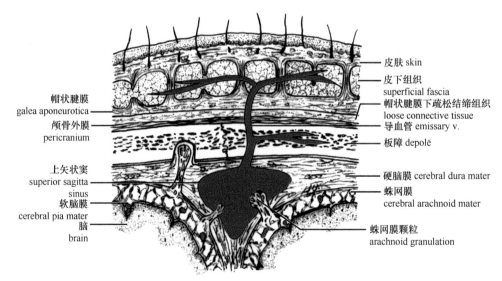

图 1-1　额顶枕区层次（额状切面）

2. 特点

（1）皮肤：厚而致密。特点：①含有大量毛囊、汗腺、皮脂腺，为临床上疖、皮脂腺囊肿的好发部位；②血供丰富，外伤时易出血，同时伤口也易愈合。

（2）浅筋膜：由致密结缔组织和脂肪组织构成，内有许多结缔组织小梁，可将皮肤与帽状腱膜紧密连接（故皮肤、浅筋膜、帽状腱膜三层共同组成致密的"头皮"），此小梁将浅筋膜分成含脂肪、血管、神经等小格，且血管与结缔组织小梁连接紧密。故临床上此层感染时渗出物不易扩散，早期可压迫神经末梢引起剧痛；创伤时由于结缔组织小梁对血管的牵拉，血管断端不易自行收缩闭合，出血较多，伤口常需压迫或缝合止血。

（3）帽状腱膜（epicranial aponeurosis）：为坚韧致密腱膜。前、后分别与额肌、枕肌相连，两侧与颞筋膜浅层（颞浅筋膜）相延续。临床上头皮创伤若未伤及此层，伤口裂开不明显，如损伤该层（如冠状位损伤），由于额、枕肌收缩而致伤口张力增加，裂开明显，此时处理伤口时应注意缝合此层。

（4）腱膜下疏松结缔组织：是帽状腱膜与颅骨外膜之间的潜在性间隙，由少量的疏松结缔组织构成，又称腱膜下（间）隙。此层主要有三个特点：①组织薄而疏松，活动性大，临床上头皮撕脱伤常沿此层分离；开颅手术时常在此层游离并翻起皮瓣；②间隙范围广，前至眶上缘、后达上项线、两侧为颞区，故此层出血或感染化脓时，可沿此层蔓延，引起整个颅顶肿胀；③间隙内有导血管（即导静脉），该血管可经颅骨的板障静脉与颅内硬脑膜窦相通，因此，临床上此间隙发生感染，可继发颅骨骨髓炎或向颅内扩散，导致颅内感染，故该间隙被称为颅顶部软组织的"危险区"。

（5）颅骨外膜：薄而致密，与颅骨表面连接疏松，易剥离，但在骨缝处与颅骨缝间组织愈合紧密，临床上颅骨骨膜下血肿，常局限在某一块颅骨的范围内。

（二）颞区软组织层次

取显示颞区模型及标本观察。
1. 层次 皮肤→浅筋膜→颞筋膜浅层（颞浅筋膜）→颞筋膜深层（颞深筋膜）→颞肌→颅骨外膜。
2. 特点
（1）皮肤：薄而松弛，伤口或手术切口容易缝合。
（2）浅筋膜：疏松结缔组织较多，其中穿行的血管、神经主要是颞浅动脉、静脉和耳颞神经等。
（3）颞筋膜（fascia temporalis）：上方附着于上颞线，向下逐渐分为浅、深两层，分别附着于颧弓内、外侧面，此两层间构成颞筋膜间隙，容纳颞中血管及脂肪组织。
（4）颞肌（temporalis）：肌肉发达，与颞筋膜共同对其深部结构有较好的保护作用，临床上常选此区作为开颅手术的入路；颞肌与颞深筋膜下部之间有脂肪填充的颞浅间隙。
（5）骨膜（periosteum）：即颅骨外膜，较薄并紧贴颞骨表面，临床上此区很少发生骨膜下血肿；骨膜与颞肌之间为脂肪填充的颞深间隙，该间隙向下经颧弓深面连颞下间隙，再向前与面部颊脂垫延续。

（三）颅顶部血管、神经

取显示血管和神经的模型观察。
1. 分组 按分布区域不同，可分为前组、外侧组和后组（图1-2）。

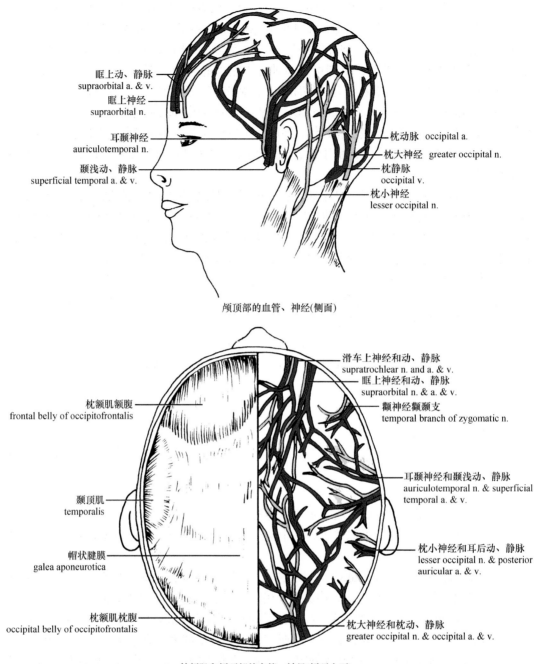

颅顶部的血管、神经(侧面)

枕额肌和颅顶部的血管、神经(颅顶上面)

图 1-2　颅顶部的血管和神经

（1）前组：包括内侧、外侧组。内侧组距正中线约 2cm，包括滑车上动脉、静脉和滑车上神经；外侧组距正中线约 2.5cm，包括眶上动脉、静脉和眶上神经。

（2）外侧组：包括耳前、耳后组。耳前组有颞浅动脉、静脉和耳颞神经；耳后组有耳后动脉、静脉和枕小神经。

（3）后组：有枕动脉、静脉和枕大神经。

前内侧组于眶上缘的内侧穿出，分布于额区内侧。前外组于眶上切迹（孔）穿出，分布于额顶区。外侧组的耳前组在耳屏的前面,在颧弓后端表面向上穿行,分布于耳前及颞区,并可在颧弓后端靠耳屏前约 1cm 处可触摸到颞浅动脉的搏动;耳后组血管分布于腮腺与耳郭,神经分布于耳郭及其周围的大部分皮肤。后组分布于枕部。

2. 特点

(1)动脉、静脉及神经多伴行,均自下而上向颅顶部集中(呈放射状走行),临床上颅顶手术时应以颅顶为中心呈放射状做切口;在开颅手术时,皮蒂应留在下方。

(2)血供丰富,动脉间吻合成网状,损伤时易出血且量较大,但伤口抗感染力强且愈合快。

(3)神经分布相互重叠,临床上单纯的神经主干阻滞麻醉效果不理想,常需在创口部位补浸润麻醉。

颞浅动脉(superficial temporal artery)的临床应用:由于颞浅动脉的位置恒定而浅表,临床上不仅用来监测脉搏,而且在颌面部恶性肿瘤患者,还可经该动脉逆行插管,注入化疗药物。颞浅动脉、上颌动脉(maxillary artery)、颈外动脉(external carotid artery)三者的位置关系,对于正确进行逆行插管术关系密切。多数颞浅动脉与颈外动脉呈一直线,但少数可呈一定角度(120° ～ 170°),尤其老年人颞浅动脉多迂曲,以致与颈外动脉之间也常呈一角度,也有颞浅动脉发自上颌动脉;颞骨颧突根部上缘与颈总动脉分叉点(在体表约平甲状软骨上缘)之间的距离平均为 8.7cm,是决定插管长度的重要标志。此外颞浅动脉顶支的管径和长度,都适合在颅内外搭桥术中使用。

(四)颅底

取显示颅底的模型和标本观察。

颅底分内、外两面。颅底内面自前向后分别形成颅前窝(anterior cranial fossa)、颅中窝(middle cranial fossa)和颅后窝(posterior cranial fossa),且明显表现为前高后低。

1. 颅前窝 由筛骨的筛板和额骨的眶板构成。左右两侧容纳左右大脑半球额叶,中部有嗅丝经筛孔入鼻腔,此处骨折或脑膜损伤可导致脑脊液鼻漏。

2. 颅中窝 由颞骨岩部和部分鳞部以及蝶骨体和蝶骨大翼等构成。其骨质厚薄不一,鼓室盖和垂体窝处的骨质较薄,临床易发生骨折。鼓室盖下方有鼓室,此处骨折可致脑脊液和血液流入鼓室,并可再经咽鼓管入咽,或者经破裂的鼓膜顺外耳道流出;垂体窝下方为蝶窦,此处颅底骨折,脑脊液和血液经蝶窦可流入鼻腔。

中央小而且浅的窝是垂体窝(hypophyseal fossa),容纳垂体(hypophysis)。垂体窝两侧有硬脑膜形成的海绵窦(cavernous sinus)。

(1)垂体窝

1)毗邻

顶:鞍膈(硬脑膜形成)、视交叉和视神经(均位于鞍膈的前上方)。

底:蝶窦(隔一层薄骨壁)。

前方:鞍结节(tuberculum sellae)。

后方:鞍背(dorsum sellae)。

两侧:海绵窦。

2)内容及临床意义:垂体窝容纳垂体。垂体肿瘤时,向前上方可压迫视交叉和视神经,出现视觉障碍等；向下方、前方、后方会压迫相应的骨质，甚至导致骨质破坏；向两侧可压迫海绵窦内结构（如动眼神经、滑车神经等），而出现相应的症状。垂体肿瘤切除时，要注意保护视交叉和视神经、海绵窦、颈内动脉等。

（2）海绵窦：海绵窦（图1-3）位于蝶鞍（sella）的两侧，由硬脑膜两层间构成的海绵状腔隙。向前至眶上裂内侧部、向后达颞骨岩部的尖端；两侧海绵窦经鞍膈的前、后海绵间窦相交通。

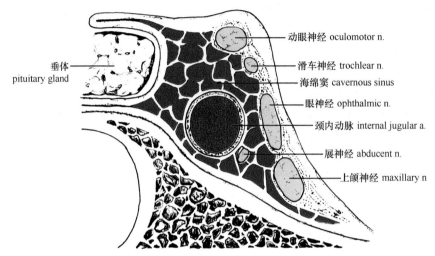

图1-3 海绵窦（冠状断面）

1）毗邻：①前端与眼静脉、翼丛、面静脉和鼻腔静脉交通；②后端分别与岩上、下窦相连；并向后与枕骨斜坡上的基底静脉丛、椎内静脉丛相连；且与颞骨岩部尖处的三叉神经节相邻；③内侧壁上部邻垂体；内侧壁下部隔薄的骨壁邻蝶窦；④窦内邻外侧壁自上而下排列有动眼神经、滑车神经、眼神经和上颌神经；窦内邻内侧壁自上而下有颈内动脉和展神经。

2）内容及临床意义：海绵窦内有许多结缔组织小梁，将窦腔分隔成小的间隙，其内血流缓慢；海绵窦与颅外静脉（丛）连通广泛。穿经海绵窦的血管、神经有颈内动脉、展神经、动眼神经、滑车神经及三叉神经的眼神经和上颌神经等。

临床上海绵窦感染时容易形成血栓；面部、腹膜后隙等部位的化脓性感染，可通过相应的途径引发海绵窦炎与血栓形成；海绵窦内血栓可压迫穿经该窦的脑神经等结构而出现系列临床症状；临床上实施垂体或三叉神经节手术时，注意勿损伤此窦。

3. 颅后窝 位置最低，容纳小脑和脑干。颅后窝由颞骨岩部后面及枕骨内面组成，骨折时血液及其他渗漏液难以排出而常被忽视，容易导致颅内高压等。

（五）面部

取显示面部标本与模型观察。

1. 面部浅层结构 面部浅层结构包括皮肤与浅筋膜、面肌（表情肌）及血管与神经等（图1-4）。

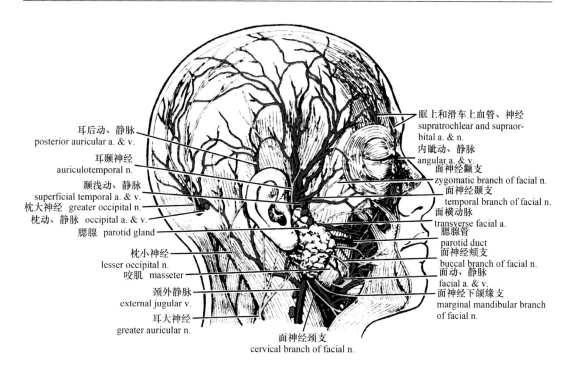

图 1-4 面侧区浅层结构

（1）皮肤与浅筋膜

1）皮肤：薄而柔软，弹性好，含有丰富的皮脂腺、汗腺和毛囊，为临床上疖肿、皮脂腺囊肿好发部位；其真皮层与浅筋膜中的弹性纤维及肌纤维相连，形成皮肤的自然皮纹，面部手术切口应尽可能与皮纹一致，减少术后瘢痕形成。

2）浅筋膜：由疏松结缔组织构成。血管、神经及腮腺管等穿行其中，且血管、神经分布丰富；睑部皮下脂肪少而疏松，水肿时此处显现较早；其颊部脂肪较丰富，称颊脂体。

（2）面肌（表情肌）：面肌属皮肌，薄而纤细，起于面部诸骨，止于皮肤，由面神经发出分支支配。如表情肌或面神经损伤，可导致面部表情障碍（面瘫）如额纹消失，不能闭眼，食物积于齿颊之间等体征。

（3）血管与神经

1）血管：主要是面动脉（facial artery）及其分支，以及与之伴行的面静脉（facial vein）及其属支。①面动脉：又称颌外动脉，在颈动脉三角内发自颈外动脉，在咬肌前缘与下颌骨下缘相交处（此处可扪及面动脉的搏动）由颈部行至面部，面部出血时，可在此处压迫止血。面动脉由此斜向前上经口角、鼻外侧至内眦，改名为内眦动脉（angular artery）。面动脉在面部的分支有下唇动脉、上唇动脉、鼻外动脉，分布于相应部位。②面静脉（图 1-5）：起自内眦静脉，伴行于面动脉的后外方，穿行于表情肌之间，至下颌角下方，与下颌后静脉前支汇合，再穿深筋膜于舌骨平面注入颈内静脉。内眦静脉与眼上静脉相连，后者注入海绵窦；面静脉经面深静脉至翼静脉丛也与海绵窦相连。口角平面以上的面静脉常缺乏完整的静脉瓣膜，面部感染可通过上述途径逆行蔓延至海绵窦，导致颅内感染，因此，面静脉所经过的鼻根与左右口角之间区称为面部"危险三角"。

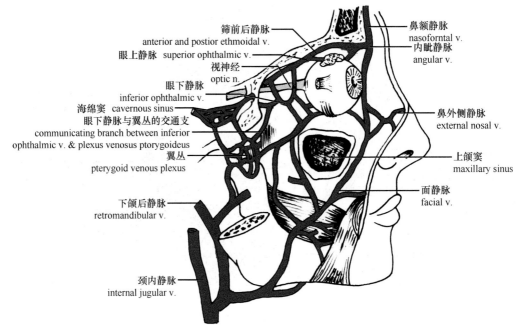

筛前后静脉
anterior and postior ethmoidal v.
眼上静脉 superior ophthalmic v.
视神经
optic n.
眼下静脉
inferior ophthalmic v.
海绵窦 cavernous sinus
眼下静脉与翼丛的交通支
communicating branch between inferior
ophthalmic v. & plexus venosus ptorygoideus
翼丛
pterygoid venous plexus
下颌后静脉
retromandibular v.
颈内静脉
internal jugular v.
鼻额静脉
nasoforntal v.
内眦静脉
angular v.
鼻外侧静脉
external nosal v.
上颌窦
maxillary sinus
面静脉
facial v.

图 1-5　面静脉与颅内海绵窦的交通

2) 神经：支配面肌运动的神经来自面神经（facial nerve）分支；面部感觉神经来自三叉神经（trigeminal nerve）皮支。①面神经：由茎乳孔出颅后，从腮腺后面进入腺体，在腮腺内分为上、下两干，然后再分支并相互交织成丛，最后呈扇形分为五组分支分别从腮腺上、下及前缘穿出，支配面部表情肌。颞支（temporal branches）多为 2 支，由腮腺上缘穿出，越过颧弓中份浅面，支配眼轮匝肌上份及额肌，临床上此组分支损伤，可导致同侧额纹消失；颧支（zygomatic branches）3～4 支，由腮腺上缘前份穿出，与面横动脉伴行，支配眼轮匝肌、颧肌及提上唇肌等；颊支（buccal branches）3～4 支，由腮腺前缘穿出，可分为上、下主支平行于腮腺管上、下方行走，支配颊肌与口轮匝肌等；下颌缘支（marginal mandibular branch）1～2 支，于腮腺下端穿出，在颈阔肌深面，跨面血管浅面，沿下颌骨下缘前行，支配降下唇肌、颏肌等，在下颌下三角进行手术时，应在下颌骨下缘下方 1.5～2cm 处做切口为宜，以防损伤此支而致口角歪斜；颈支（cervical branch）常为 1 支，由腮腺下端穿出，支配颈阔肌。②三叉神经（图 1-6）：三叉神经在面部浅层的分支主要有眶上神经（supraorbital nerve）、滑车上神经（supratrochlear nerve）、耳颞神经（auriculotemporal nerve）、眶下神经（infraorbital nerve）、颏神经（mental nerve）。前三者前已提及。眶下神经，由眶下孔穿出，分为数支，分布于眼裂与口裂间的皮肤。颏神经由颏孔穿出，分布于口裂以下与下颌下缘之间的皮肤。

2. 腮腺咬肌区　腮腺咬肌区（图 1-7）的前界为咬肌前缘；后界为乳突及胸锁乳突肌上份前缘；上界为颧弓及外耳道；下界为下颌骨下缘。其结构从浅到深大致为：皮肤、浅筋膜、浅层血管神经、腮腺咬肌筋膜、腮腺浅部、腮腺峡部及穿行其间的血管和神经、咬肌、下颌支、腮腺深部等。这里着重介绍腮腺（parotid gland）。

（1）腮腺的位置及形态：腮腺位于外耳道的前下方，上平颧弓，下平下颌角，后达乳突和胸锁乳突肌上份前缘，前邻咬肌表面。呈底向外侧、尖向内侧的锥体形，通常以下颌支为界分为浅、峡、深三部分，浅部覆盖于下颌支与咬肌后份浅面，峡部对下颌支后缘，有时缺如或不完整，深部位于下颌后窝内及下颌支深面；腮腺深部发生肿瘤时，表面不易察觉，但可突向咽旁间隙，从口内可见到咽侧壁隆起，应予注意。

（2）腮腺毗邻及穿经结构

1）毗邻：上缘为颧弓，外耳道及颞下颌关节，有颞浅动、静脉，耳颞神经及面神经颞、颧支穿经；前缘为咬肌，有面神经颧、颊支，面横动、静脉，腮腺管（parotid duct）穿经；下端有面神经下颌缘支和颈支，下颌后静脉穿经；后缘邻二腹肌后腹和胸锁乳突肌上份前缘；浅面为皮肤及浅筋膜，耳前淋巴结，耳大神经前支；深面为茎突诸肌，颈内动、静脉，舌咽神经，迷走神经，副神经及舌下神经（共同组成"腮腺床"）（图1-8）。

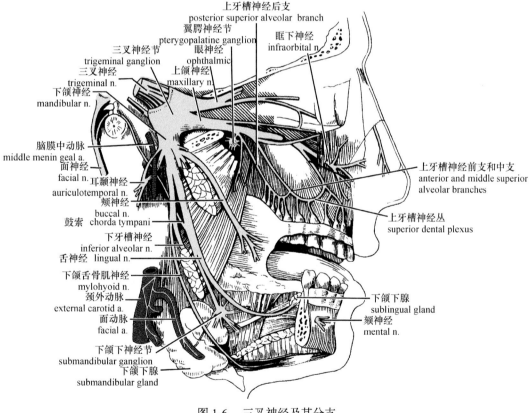

图1-6 三叉神经及其分支

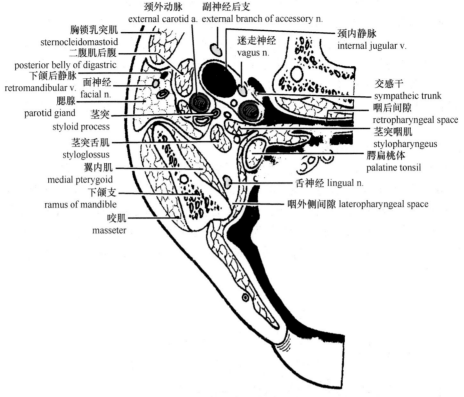

图 1-7　腮腺和面侧区的水平切面

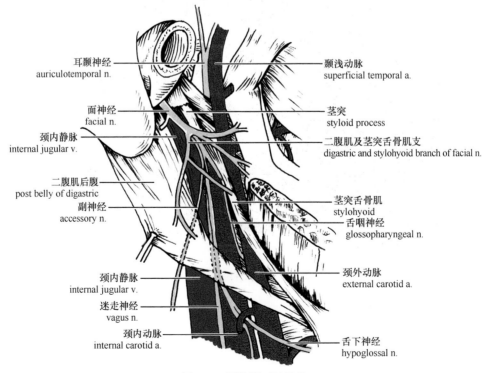

图 1-8　腮腺深面的结构

2）穿经腮腺的结构：纵行穿经腮腺的血管神经主要有颈外动脉、下颌后静脉、颞浅动脉与静脉及耳颞神经；横行穿经腮腺的血管神经主要有上颌动脉与静脉、面横动脉与静脉、面神经及其分支（图1-9）。面神经分支在腮腺内形成丛，当腮腺切除时，为避免损伤面神经应先把面神经全部分离出来，其方法有两种，一种是先寻找面神经主干，可从外耳道下方，剥离腮腺鞘直达乳突前方显露面神经主干，再向远端分离分支，面神经主干在从茎乳孔穿出至进入腮腺以前的一段，长1～1.5cm；另一种是先找到下颌缘支，方法是在咬肌前缘与下颌骨下缘相交处辨认面血管，沿下颌骨下缘并在面血管的浅面找出面神经的下颌缘支。然后沿此支向后上深入腮腺追踪面神经主干，再分离其他分支，待全部分离出来后再切除腮腺。

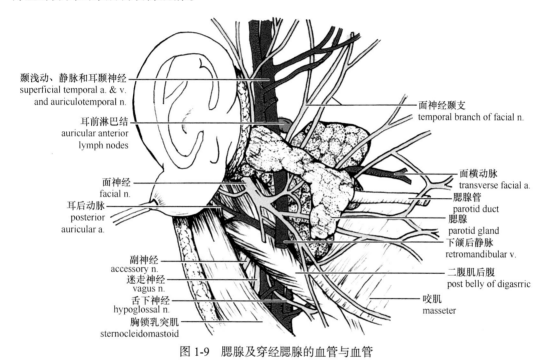

颞浅动、静脉和耳颞神经
superficial temporal a. & v.
and auriculotemporal n.

耳前淋巴结
auricular anterior
lymph nodes

面神经
facial n.

耳后动脉
posterior
auricular a.

副神经
accessory n.
迷走神经
vagus n.
舌下神经
hypoglossal n.
胸锁乳突肌
sternocleidomastoid

面神经颞支
temporal branch of facial n.

面横动脉
transverse facial a.
腮腺管
parotid duct
腮腺
parotid gland
下颌后静脉
retromandibular v.

二腹肌后腹
post belly of digasrric

咬肌
masseter

图 1-9 腮腺及穿经腮腺的血管与血管

（3）腮腺咬肌筋膜：来自颈深筋膜浅层，在腮腺后缘分为浅、深两层包裹腮腺构成腮腺鞘，在腮腺前缘处，浅、深两层筋膜又合为一层覆盖于咬肌表面，直达该肌前缘，称为咬肌筋膜。腮腺鞘的浅层致密，深层较薄弱；鞘与腺体结合紧密并发出许多间隔伸入腺实质，将腮腺分为若干小叶，故当腺体化脓时可使腮腺小叶成为独立散在小脓灶，所以在诊断时，不能单纯依靠波动感作为化脓的指征；腮腺脓肿切开引流时，应使用尖血管钳穿破脓腔，以利于引流；但要避免损伤面神经和腮腺管，以免造成面瘫和腮腺瘘。

（4）腮腺管：自腮腺前缘深面穿出，在距颧弓下方约一横指处，向前经咬肌表面至该肌前缘，继而转向深面穿颊肌，开口于上颌第二磨牙牙冠相对的颊黏膜上，开口处黏膜隆起形成腮腺乳头。临床上可经腮腺乳头插管进行腮腺造影。

3.面侧深区

（1）境界：上方为蝶骨大翼的颞下面；下方为下颌骨下缘平面；内侧为翼突外侧板；外侧为下颌支；前为下颌骨后面；后为腮腺鞘深部。

（2）内容：肌肉（翼内肌、翼外肌）、血管（翼静脉丛、上颌动、静脉及其分支或属支）、神经（下颌神经及其分支）。翼内肌、翼外肌分别位于面侧深区的下部和上部，其起始部肌纤维相互交错，翼外肌的下头夹持在翼内肌的内、外侧头之间。从层次上看，翼静脉丛和上颌动脉位于颞下窝中，且在浅层。翼内、外肌的肌腹则位于中层。下颌神经位置最深，位于翼内、外肌的深面，其分支自翼内、外肌间的间隙浅出至浅部。

翼静脉丛：在颞下窝内，位于颞肌与翼内、外肌之间。收纳与上颌动脉分支伴行的静脉，注入上颌静脉，然后与颞浅静脉汇合成下颌后静脉；翼静脉丛通过面部深静脉与面静脉相交通；经卵圆孔及破裂孔导血管与海绵窦交通。

4. 面侧区的间隙　面侧区的间隙较多，位于颅底与上、下颌骨以及肌、筋膜之间，容纳疏松结缔组织，并有血管、神经穿行其中。各间隙相互连通，因而感染可随间隙蔓延。面侧区间隙主要有：颊间隙、翼下颌间隙、咬肌间隙、颞下间隙。

（1）颊间隙

位置：颊肌浅面，咬肌深面，下颌支前缘前方。

内容：颊动脉、颊静脉、颊神经、面深静脉及脂肪组织。

连通：向后上通咬肌间隙、翼下颌间隙和颞下间隙。

（2）翼下颌间隙（翼颌间隙）

位置：翼内肌与下颌支之间。

内容：舌神经、舌动脉、下牙槽动脉、下牙槽静脉、下牙槽神经。

连通：向外沿下颌切迹通咬肌间隙，向前通颊间隙，向上通颞下间隙。

（3）咬肌间隙

位置：咬肌深面与下颌支上部之间。

内容：有咬肌动静脉、神经经过。

连通：向内经下颌切迹通翼下颌间隙。前方紧邻下颌智齿。许多牙源性感染（如智齿冠周炎、下颌骨髓炎等）均有可能扩散至此间隙。

（4）颞下间隙

位置：前壁为上颌骨后面，后壁为茎突及茎突诸肌，内侧壁为翼突外侧板，外侧壁为下颌支上部及颧弓。

内容：翼丛、上颌动脉及其分支、下颌神经及其分支。

连通：向上通翼下颌间隙，经眶下孔通眶内，向上经卵圆孔和棘孔通颅内。

面侧区间隙相互连通，其中，颞下间隙位于各间隙中央，最易与周边间隙互相串通。间隙常邻近牙槽，故牙源性感染常常蔓延至相毗邻的间隙，且容易在各间隙间蔓延。翼下颌间隙内容下牙槽血管、神经，是下牙槽神经阻滞麻醉的理想部位。

第三节　解剖操作

一、操作要点

颅顶软组织层次结构；重点解剖面动脉、面静脉、面神经和三叉神经在面部的分支、腮腺浅部、腮腺管等。

二、操作步骤

（一）标本体位

标本取仰卧位，垫高肩部使头后仰。

（二）切口

冠状切口：从颅顶往两侧做一冠状切口至耳郭上端。

矢状切口：中线上，从颅顶正中向前下经鼻背及人中到下颌体下缘做一矢状切口，并向后延至枕外隆凸。

局部切口：从鼻根部环眼眶做环形切口，沿唇缘做环形切口。

横切口：自下颌体下缘、下颌角、乳突尖做一切口。

（三）解剖颅顶软组织

在帽状腱膜下疏松结缔组织层内分离，将头皮翻向四周。观察皮肤、浅筋膜、帽状腱膜、枕额肌及腱膜下疏松结缔组织。游离帽状腱膜，清理疏松结缔组织，可见颅骨外膜，并可见各颅骨之间的骨缝。

（四）解剖面部浅层结构

1. 解剖面肌　清理眼裂及口裂周围的浅筋膜，解剖出环绕其的眼轮匝肌和口轮匝肌，及提、降口角肌等；在眼轮匝肌上方找到额肌。

2. 解剖面神经　从腮腺表面开始解剖，依次找到穿出腮腺边缘的各组分支及腮腺管，并追踪分支至支配肌肉。在腮腺管上、下方的为面神经颊支的上颊支和下颊支；于上颊支上分支分布于眼裂周围面肌的颧支；于腮腺前缘和下缘交界处穿出，沿下颌骨下缘稍上方向前跨面动脉和面静脉表面的为下颌缘支；于颧支上后方穿腮腺上缘支配眼轮匝肌上份及额肌的为颞支；于腮腺下缘穿出至颈部的为颈支（支配颈阔肌）。

3. 解剖面动脉和面静脉　在咬肌前缘和下颌骨下缘交界处找到面动脉，然后追踪至口角，找出面动脉在口角发出上、下唇动脉，继续向上追至内眦；面静脉位于其后与面动脉伴行，追踪而下，可见其与下颌后静脉的前支相汇入颈内静脉。

4. 解剖三叉神经的面部分支

（1）于眶上缘内、中 1/3 交界处切开眼轮匝肌，找出从眶上切迹穿出的神经、血管，在其内侧找出滑车上神经、血管。

（2）于眶下缘中点下方 1cm 处分离提上唇肌，找出其深面由眶下孔穿出的眶下神经、血管。

（3）于下颌体下缘距中线 2～3 cm 处做横切口，切断降口角肌并翻起，找到从颏孔穿出的颏神经和血管。

（五）解剖腮腺

在腮腺咬肌区去除腮腺浅部的皮肤、浅筋膜后，观察腮腺浅部的位置。在腮腺前缘、颧弓下方约一横指（1.5cm）处寻找并修洁腮腺管，观察腮腺管的位置、行程。沿面神经一支分支切开腮腺实质，追踪至面神经干，然后分出其他分支，分离实质除去腮腺。追踪面神经主干至茎乳孔穿出处，剥除腮腺实质，显露出下颌后静脉和颈外动脉，并与下颌颈水平找到颈外动脉发出的上颌动脉。

（六）解剖咬肌

在颧弓下缘切断咬肌，向下翻至下颌角，打开咬肌间隙，观察分布至咬肌的神经、血管。

（七）解剖颞下窝

于咬肌起点前、后锯断颧弓，取下断骨，将颞筋膜翻起暴露颞肌，观察颞肌止点。斜行锯断冠突，注意保护深面结构，将离断冠突连颞肌翻向上，钝性剥离位于颞窝内的颞肌，找到颞深血管及神经，观察后切断。在下颌孔上方锯断下颌支，清理入下颌支的血管和神经，用咬骨钳除去下颌骨追踪下牙槽神经直至颏孔处。

（八）解剖上颌动脉

于下牙槽神经前方找到上颌神经，其有两个主要分支：脑膜中动脉和下牙槽动脉。①脑膜中动脉在上颌动脉第一段上缘分出经翼外肌深面，穿耳颞神经两根之间，穿棘孔入颅腔；②下牙槽动脉在下颌动脉下面发出，向前下方入下颌孔，入孔前分出下颌舌骨肌两支。

（九）解剖下颌神经

在翼外肌上头上缘找到颞深前、后神经，其从颞肌深面进入颞窝，与上颌动脉发出的颞深前、后动脉伴行；在翼外肌上下两头之间找到穿出的颊神经，该神经与颊动脉伴行，分布与颊部的皮肤和黏膜；在翼外肌的下头的下缘，翼内肌的表面找到下牙槽神经和其前方的舌神经。下牙槽神经与下牙槽动脉伴行入下颌管。

（十）解剖下颌后窝

1.解剖颈外动脉　颈外动脉由颈部入下颌后窝，从深面穿入腮腺，找出其发出的分支：颞浅动脉、上颌动脉、枕动脉和耳后动脉。

2.解剖茎突各肌　清理茎突舌骨肌、茎突舌肌及茎突咽肌。舌咽神经位于茎突咽肌之后。

三、操作注意事项

（一）皮肤切口

皮肤的厚度有 1～2 mm，且各部厚度不一，一般腹侧面较薄，背侧面较厚，为避免损伤皮肤深面的结构，切皮时应将持刀的手掌与标本相接触，用锋利的刀尖切开皮肤，不要切得太深。面部皮肤薄，翻开皮肤时注意观察皮下面肌。

（二）剥离浅筋膜

浅筋膜内含有脂肪，其厚薄在不同部位差别很大。浅筋膜内含有皮神经和血管，尤其有许多小静脉。多脂肪的浅筋膜最好用手钝性分离，也可用闭合钝镊或钝剪分离。

（三）分离、修洁肌肉

用手指或钝探针分离肌肉之间的疏松结缔组织，用利刀和镊子除去肌肉表面的结缔组织。修洁肌肉的边缘、起止点，辨明肌肉纤维方向。

（四）分离解剖血管神经束

首先用手指或刀柄或钝探针将血管神经束与周围结构分开，然后用剪刀打开其结缔组织鞘，用镊子夹住血管神经束，用剪刀沿束的长轴分离束中的血管和神经。

【思考题】

1. 一女工在事故中头皮撕裂，累及了哪几层软组织？帽状腱膜下血肿发生在哪一层中？若发生感染为什么会向颅内扩散？

2. 某患者确诊为腮腺肿瘤，并决定手术治疗，请回答下列问题：

(1) 腮腺位于哪里？腮腺分为哪几部分？

(2) 腮腺的毗邻结构？

(3) 该肿瘤可能压迫哪些重要结构？

(4) 手术中最易损伤哪些结构？若发生损伤，会出现什么症状？

3. 简述颅顶部血管的分组、特点及临床意义。

（李素云）

第二章 颈 部

第一节 概 述

一、实验目的和要求

(1) 掌握固有颈部层次及其层次结构特点。

(2) 掌握甲状腺形态、位置、毗邻、血管、相关神经及甲状腺手术时的注意事项；熟悉甲状旁腺位置。

(3) 掌握气管颈段的毗邻、气管切开的层次及注意事项；食管颈段的毗邻；颈动脉鞘的位置、内容、毗邻；斜角肌间隙的构成、内容及临床意义；胸导管在颈部位置、毗邻及注入部位。

(4) 熟悉颈上、中、下神经节的位置；颈襻的组成、位置；熟悉迷走神经、副神经、膈神经走行及毗邻。

(5) 了解颈部分区；主要淋巴结群的名称及分布特点。

二、实验材料

(1) 标本：头颈部带上肢标本；颈部横断标本；颈部浅层标本。

(2) 模型：颈前肌肉局部解剖模型、颅脑及头颈胸模型、颈部横断模型。

(3) 操作器械：手术刀柄、刀片、镊子、止血钳、手套、丝线等。

(4) 整尸操作标本。

三、实验时间

实验时间8学时。

第二节 实 验 内 容

一、重 点

(1) 固有颈部层次结构。

(2) 颈动脉三角的位置、境界、层次、结构，颈动脉鞘的构成、内容及毗邻关系。

(3) 肌三角的境界。甲状腺区前面的层次结构：甲状腺的位置、被膜、固定结构和毗邻、血管和周围神经的关系。气管颈段的毗邻、食管颈段的毗邻。

（4）斜角肌间隙的位置，构成及内容。

二、难　　点

（1）甲状腺动脉与喉的神经的关系。
（2）胸锁乳突肌深面结构及毗邻关系。
（3）颈筋膜位置、形成的结构及其临床意义。
（4）颈根部的位置及内容。

三、标本及模型观察

在头颈部带上肢标本上观察颈部境界。

上界为下颌骨下缘、下颌角、乳突尖、上项线和枕外隆凸的连线。

下界为胸骨颈静脉切迹（jugular notch）、胸锁关节、锁骨上缘和肩峰至第 7 颈椎棘突的连线。

颈部分区（图 2-1）：以斜方肌前缘为界，分为固有颈部（通常指的颈部）和项部。固有颈部以胸锁乳突肌为界，分为颈前区、胸锁乳突肌区和颈外侧区。颈前区以舌骨为界，分为舌骨上区和舌骨下区。舌骨上区以二腹肌前腹为界，分为颏下三角和下颌下三角；舌骨下区以肩胛舌骨肌上腹为界，分为颈动脉三角和肌三角。颈外侧区以肩胛舌骨肌下腹为界，分为枕三角和锁骨上三角。

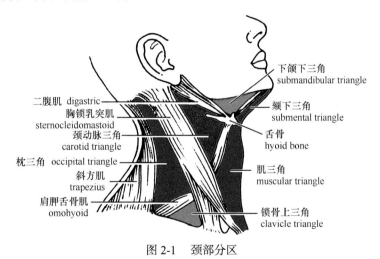

图 2-1　颈部分区

（一）固有颈部层次结构

在颈部一侧显示浅层结构，另一侧显示深层结构的标本和横断面模型上观察。

1. 层次　皮肤→颈浅筋膜→颈深筋膜浅层（封套筋膜）→舌骨及舌骨下肌群→颈深筋膜中层→气管前间隙→甲状腺、喉与气管、喉返神经→咽与食管、颈动脉鞘→咽后间隙→颈深筋膜深层→椎前间隙（内有颈交感干、椎前肌）（图 2-2）。

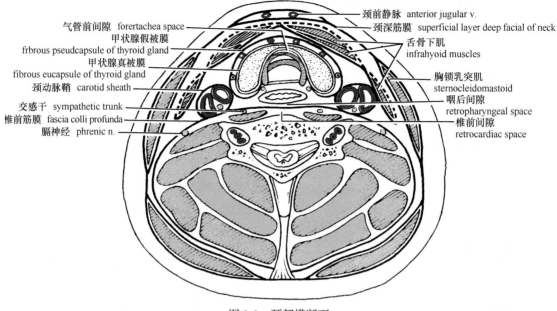

图 2-2　颈部横断面

2. 各层结构及其特点

（1）皮肤：颈前外侧区的皮肤较薄，活动性大，皮纹呈横行，因此颈部手术多做横切口。

（2）颈浅筋膜：为含脂肪的疏松结缔组织。在颈部浅筋膜中有颈阔肌、颈前静脉（anterior jugular vein）、颈外静脉（external jugular vein）、颈外侧浅淋巴结、颈丛的皮支及面神经的颈支等（图 2-3），血管及神经位于颈阔肌深面。翻开皮肤，观察颈阔肌的起止点和肌纤维走向后，并将断端向上翻开。此肌深面有颈丛皮支、面神经的颈支、颈部的浅静脉和浅淋巴结。左右颈前静脉借横行的颈静脉弓相吻合；故颈阔肌在颈部手术中是浅筋膜内诸结构的分层标志，手术时，应对该肌及其筋膜的进行缝合。

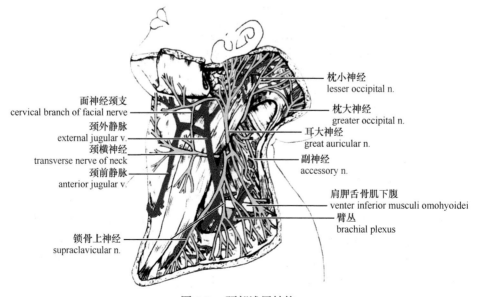

图 2-3　颈部浅层结构

1) 颈前静脉：沿颈前正中线两侧下行，至胸锁乳突肌下端前缘，转向外侧，于该肌深面注入颈外静脉末端或锁骨下静脉，少数注入头臂静脉。颈静脉弓横越颈静脉切迹上方，气管切开手术时要留意。

2) 颈外静脉：由下颌后静脉后支与耳后静脉在下颌角附近汇合而成。在浅筋膜中沿胸锁乳突肌表面下行，至锁骨中点上方2.5cm处穿深筋膜汇入锁骨下静脉。颈外静脉表浅，且其两对静脉瓣不能阻止血液逆流，故上腔静脉回流受阻时，可致颈外静脉怒张。颈外静脉穿过深筋膜时，筋膜与静脉壁彼此愈着，若在此处切断或损伤静脉管壁，静脉腔不易闭合，因此可形成气栓。常以下颌角至锁骨中点连线作为颈外静脉的体表投影，临床可选择其上部或中部做静脉插管或静脉切开。

3) 颈丛皮支：主要有耳大神经 (greater occipital nerve)、枕小神经 (lesser occipital nerve)、锁骨上神经 (supraclavicular nerve) 和颈横神经 (transverse nerve of neck) 等，它们均在胸锁乳突肌后缘中点附近浅出深筋膜，所以胸锁乳突肌后缘中点称神经点，其位置表浅且神经穿出相对集中，是颈丛皮神经阻滞麻醉的部位。枕小神经勾绕副神经，沿胸锁乳突肌后缘上升至枕区。耳大神经较粗，紧贴胸锁乳突肌表面上行至耳郭、腮腺区。颈横神经在胸锁乳突肌中份横向走行。锁骨上神经分3支行向外下，分布至颈前外侧部胸前臂上部和肩部等皮肤。

(3) 颈深筋膜浅层 (superficial layer of cervical fascia)（图2-2，图2-4）：呈圆桶形包绕颈部深层结构，在前正中线上左右相续，在后方附着于项韧带和第7颈椎棘突；向上附着于下颌体下缘、颧弓、乳突基底、上项线及枕外隆凸；向下附着于胸肌上缘、锁骨、肩峰。从而形成完整的封套结构，故又称为封套筋膜 (investing fascia)。该筋膜在前外侧和后分别包绕斜方肌与胸锁乳突肌，并分别形成相应的肌鞘。

(4) 舌骨及舌骨下肌群：舌骨下肌群包括肩胛舌骨肌、胸骨舌骨肌、胸骨甲状肌、甲状舌骨肌，由颈袢发支支配。甲状腺手术时，多平环状软骨切断舌骨下肌群中相关肌肉，可避免伤及颈袢发出的肌支。

(5) 颈深筋膜中层 (middle layer of cervical fascia)（图2-2，图2-4）：位于舌骨下肌群深面。包绕喉与气管颈部 (cervical part of trachea)、咽与食管颈部 (cervical part of esophagus)、甲状腺 (thyroid gland) 和甲状旁腺 (parathyroid gland) 等器官，故又称为内脏筋膜。其前下部覆盖气管的部分称气管前筋膜 (pretracheal fascia)；后上部覆盖颊肌和咽缩肌的部分称颊咽筋膜 (buccopharyngeal fascia)。气管前筋膜向上附着于环状软骨弓、甲状软骨斜线及舌骨，向下行经气管之前及两侧入胸腔，与心包上部相融合。颊咽筋膜附着于咽后壁及颊肌外面，向上附着于颅底，向下与食管后筋膜相续。

颈深筋膜中层向两侧延续，包绕颈总动脉、颈内动脉、颈内静脉和迷走神经，形成颈动脉鞘 (carotid sheath)。周围借疏松结缔组织与颈深筋膜浅层和深层相融合。

(6) 甲状腺、喉与气管、喉返神经。

(7) 咽与食管、颈动脉鞘及其内容。

(8) 颈深筋膜深层 (deep layer of cervical fascia)（图2-2，图2-4）：也称椎前筋膜 (prevertebral fascia)。覆着于颈肌深群表面，上起自颅底，向下在第3胸椎体平面与脊柱前方的前纵韧带愈合，向两侧附着于前斜角肌、中斜角肌、肩胛提肌，覆盖臂丛和锁骨下动脉、静脉等，构成颈外侧区的底，并继续向后续于颈后区的筋膜。此筋膜由斜角肌间隙起始，包绕锁骨下动脉、静脉及臂丛，向腋腔延续，形成腋鞘。

(9) 颈交感干、椎前肌。

3. 筋膜间隙 颈深筋膜在相互移行过程中，在筋膜与筋膜之间或筋膜与颈部器官之间构成一些有大量疏松结缔组织充填的区域，称为颈筋膜间隙（图2-2，图2-4）。重要的间隙主要有气管前间隙（pretracheal space）、咽后间隙（retropharyngeal space）、椎前间隙（prevertebral space）；另有胸骨上间隙（suprasternal space）、锁骨上间隙（supraclavicular space）。

（1）胸骨上间隙：封套筋膜在胸骨柄上缘3～5cm处分为两层，附着于胸骨的颈静脉切迹前、后缘，两层筋膜及胸骨上缘之间构成胸骨上间隙。内有胸锁乳突肌胸骨头、颈前静脉下段及颈静脉弓、淋巴结和脂肪组织等。气管切开时需注意此间隙内静脉血管。

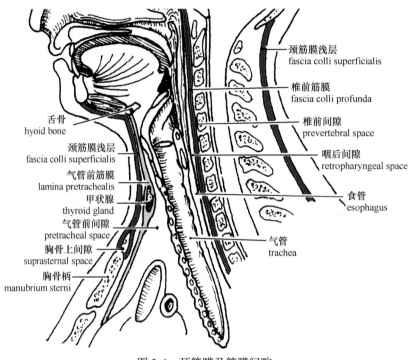

图 2-4 颈筋膜及筋膜间隙

（2）锁骨上间隙：封套筋膜在锁骨上方分两层附着于锁骨前后缘，两层筋膜及锁骨上面之间构成锁骨上间隙。内有蜂窝组织等。

（3）气管前间隙：位于气管前筋膜与气管颈段之间，内有气管前淋巴结、甲状腺最下动脉、头臂干及左头臂静脉、甲状腺下静脉、甲状腺奇静脉丛，小儿有胸腺上部等。此间隙向上可达舌骨，向下可至前纵隔。

（4）咽后间隙：位于颊咽筋膜与椎前筋膜之间，内有淋巴结及疏松结缔组织。此间隙向上可达颅底，向下可达后纵隔。

（5）椎前间隙：位于椎前筋膜与脊柱颈部之间。颈椎结核所形成的冷脓肿常可积聚于此间隙，向两侧扩散可至颈外侧区，并可沿着腋鞘流至腋窝，还可穿破椎前筋膜至咽后间隙，向下至后纵隔。

（二）颈前区

内侧界为颈前正中线，上界为下颌骨下缘，外侧界为胸锁乳突肌前缘。以舌骨为标志，颈前区分为舌骨上区和舌骨下区。

1. 舌骨上区 舌骨上区分为颏下三角（submental triangle）和下颌下三角（submandibular triangle）。

（1）颏下三角：位于左右二腹肌前腹与舌骨体之间。内有颏下淋巴结。

（2）下颌下三角：位于下颌骨下缘与同侧二腹肌前、后腹之间，其深面由下颌舌骨肌、舌骨舌肌及咽中缩肌构成，其表面覆盖有皮肤、浅筋膜、颈阔肌及颈深筋膜浅层。主要内容有下颌下腺、面动脉、舌动脉、舌神经、舌下神经、下颌下神经节和下颌下淋巴结等（图 2-5）。

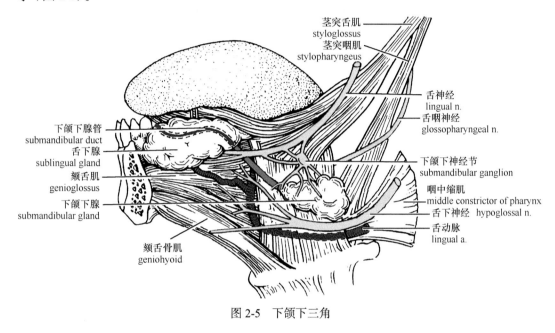

图 2-5 下颌下三角

2. 舌骨下区 舌骨下区分为颈动脉三角（carotid triangle）和肌三角（muscular triangle）。

（1）颈动脉三角（肩胛舌骨肌舌骨三角）

1）构成：由同侧胸锁乳突肌上份前缘，肩胛舌骨肌上腹与二腹肌后腹围成；底为椎前筋膜；顶为皮肤、浅筋膜及封套筋膜；内侧壁为咽侧壁及其筋膜（图 2-6）。

2）内容：有颈内静脉（internal jugular vein）及其属支、颈总动脉（common carotid artery）及其分支、舌下神经（hypoglossal nerve）及其降支、副神经、迷走神经（vagus nerve）及其分支和颈深淋巴结等。

a. 颈内静脉：位于胸锁乳突肌前缘的深面、颈总动脉的前外侧，在颈部有面静脉、舌静脉和甲状腺上、中静脉等属支。

b. 颈总动脉：位于颈内静脉的内侧，约平甲状软骨上缘处分为颈内、颈外动脉。颈总动脉的末端或颈内动脉起始部，管壁稍膨大，称为颈动脉窦（carotid sinus），窦壁内有压力感受器。在颈内、外动脉分叉处的后方有一米粒大小的扁平小体，称为颈动脉小球（carotid glomus），为化学感受器。两者有调节血压和呼吸的作用。

c. 舌下神经：在颈动脉三角上角处，从二腹肌后腹中份的下缘穿出，呈弓形向前跨过颈内、外动脉的浅面，再经二腹肌后腹前端深面进入下颌下三角。弓形部向下发出颈袢上根，该根沿颈总动脉表面下降，在环状软骨水平处与来自第 2、3 颈神经发出的颈袢下根吻合成颈袢，由袢发出分支支配舌骨下肌群。

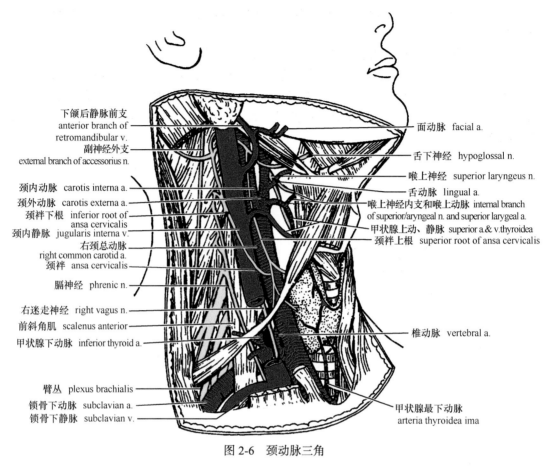

图 2-6　颈动脉三角

d. 副神经：从颈静脉孔出颅后，经二腹肌后腹深面进入颈动脉三角的后上角，越（或穿）过颈内静脉浅面（或深面）行向后外，至胸锁乳突肌深面发出肌支支配该肌，并从其后缘上、中 1/3 交点处穿出，行于枕三角内，于斜方肌中、下 1/3 处穿入该肌。

e. 迷走神经：自颅底颈静脉孔出颅后沿颈内静脉与颈内、颈总动脉之间的后方下降。自下神经节发出喉上神经，经颈内、颈外动脉的深面行向前下方，分为外支和内支，外支沿咽下缩肌表面下降，分布于该肌和环甲肌；内支弯向前下，穿甲状舌骨膜入喉，司声门裂以上喉黏膜的感觉。

（2）肌三角（肩胛舌骨肌气管三角）

1）构成：由颈前正中线、同侧的胸锁乳突肌前缘和肩胛舌骨肌上腹围成；底为颈深筋膜深层；顶为颈深筋膜浅层。

2）内容：有舌骨下肌群、甲状腺、甲状旁腺、喉与气管颈部、咽与食管颈部等。

a. 甲状腺：位置、形态和分部：甲状腺位于肌三角内，喉与气管的前外侧，包裹于气管前筋膜内；呈"H"形，由左、右两侧叶及其间的峡部组成，有的人峡部向上可伸出一锥状叶；甲状腺上极平甲状软骨中点，下极平对第 6 气管软骨环，后适对 5～7 颈椎平面，峡部位于 2～4 气管软骨环的前方。

被膜：气管前筋膜向下移行时，一部分包裹甲状腺形成甲状腺鞘（sheath of thyroid）

（假被膜），其在甲状腺侧叶的内侧和峡部的后面增厚形成甲状腺悬韧带（suspensory ligament of thyroid gland），连于喉软骨及上位气管软骨上，故甲状腺可随着喉的活动而上、下移动，在临床上常借此鉴别颈部肿块是否来自甲状腺鞘内；甲状腺自身的外膜称纤维囊（fibrous capsule）（真被膜）。甲状腺鞘与纤维囊之间称囊鞘间隙（甲状腺外科间隙），内有疏松结缔组织、甲状腺血管、喉的神经和甲状旁腺。

毗邻：前面为皮肤、浅筋膜、颈深筋膜浅层、舌骨下肌群、气管前筋膜；后内侧为喉与气管、喉返神经、咽与食管；后外侧为颈动脉鞘内的颈总动脉、颈内静脉、迷走神经和颈交感干。甲状腺肿大时可向前突出形成颈前区局部膨隆；向后内压迫喉与气管致呼吸困难，压迫喉返神经出现声音嘶哑，压迫咽与食管出现吞咽困难；向后外压迫颈交感干可出现 Horner 综合征，即瞳孔缩小、眼裂变窄、眼球内陷等。

甲状腺的动脉与喉的神经：甲状腺血供丰富，动脉主要有甲状腺上动脉（superior thyroid artery）、甲状腺下动脉（inferior thyroid artery）和可能存在的甲状腺最下动脉（arteria thyroid artery），此外，尚有其他动脉的小分支可供血到甲状腺（图 2-7）。甲状腺上动脉起自颈外动脉起始部，行向前下方与喉上神经（superior laryngeal nerve）及其外支伴行，在距甲状腺侧叶上极 0.5～1.0cm 处开始分离，喉上神经喉外支转向内侧，支配环甲肌，而甲状腺上动脉则向下至甲状腺侧叶的上极处发出前、后两支，因此甲状腺手术时，应紧贴甲状腺侧叶上极结扎甲状腺上动脉，以免损伤喉上神经外支而出现声音低钝，甲状腺上动脉还发出喉上动脉，伴喉上神经内支，穿甲状舌骨膜入喉；甲状腺下动脉起自锁骨下动脉的甲状颈干，在前斜角肌内侧垂直上行至第 6 颈椎平面后几乎呈直角转向内侧，经颈动脉鞘的后方潜入甲状腺侧叶的后面，多以上、下两个分支入腺实质，甲状腺下动脉在进入甲状腺下极前有喉返神经在甲状腺下极附近与之交叉，因此临床上为避免损伤喉返神经而出现声音嘶哑，在甲状腺手术中结扎甲状腺下动脉时应远离甲状腺下极进行。左喉返神经勾绕主动脉弓，在气管、食管之间的左侧旁沟垂直上行，神经多位于动脉的后方与其交叉；右喉返神经勾绕右锁骨下动脉，在右侧气管食管旁沟前方斜行向上内，其位置表浅，多行于动脉的前方与之交叉，因此行甲状腺次全切除手术时，右喉返神经远比左喉返神经易损伤。左、右喉返神经入喉前都经环甲关节后方，更名为喉下神经，故环甲关节为寻找喉返神经的标志。甲状腺最下动脉，出现率为 10%左右，动脉细小，源自头臂干或主动脉弓，行于颈部气管前方，自甲状腺峡部入甲状腺实质，甲状腺手术或气管切开时应予以注意此动脉。

静脉：主要有甲状腺上静脉（superior thyroid vein）、甲状腺中静脉（middle thyroid vein）、甲状腺下静脉（inferior thyroid vein）。甲状腺上静脉与同名动脉伴行，汇入颈内静脉；甲状腺中静脉，有时缺如，短粗而壁薄，起自侧叶外侧缘中份，直接汇入颈内静脉，故临床上甲状腺手术时应注意勿撕破或弄断；甲状腺下静脉起自腺的下极，气管颈部前吻合成甲状腺奇静脉丛，汇入头臂静脉，临床低位气管切开时要注意止血（图 2-8）。

b. 甲状旁腺：上、下各一对，扁圆形棕黄色或淡红色小体，直径 6～8mm，通常位于甲状腺侧叶的后面的囊鞘间隙内，有时可位于甲状腺实质内或被膜之外气管周围的结缔组织内，偶尔可低至上纵隔的胸腺内。上一对位于甲状腺侧叶上、中 1/3 的后面，下一对多位于侧叶下 1/3 的后方。

c. 气管颈部：自第 6 颈椎下缘平面接环状软骨，向下在颈静脉切迹平面续气管胸段，全长约 6.5cm，由 6～8 个气管软骨环组成。气管周围有疏松结缔组织包绕，故活动度较大，当仰头或低头时，气管可上、下移动约 1.5cm。气管颈部上份位置表浅，下份位置较深。头转向一侧时，气管也转向同侧。毗邻：前方为皮肤、浅筋膜、颈深筋膜浅层及胸骨上间隙及其内的颈静脉弓、舌骨下肌群、气管前筋膜、气管前间隙；后方为食管；后外为颈动脉鞘内的颈总动脉、颈内静脉、迷走神经，以及喉返神经。气管切开时应注意的几个解剖学方面的要点：体位取头正中后仰位，使气管紧贴前方软组织；切开部位为气管安全三角（环状软骨与两侧胸锁乳突肌前缘之间构成的三角），通常在第 2～4 气管软骨环间刀尖朝上挑开气管，不宜过深，切勿切断环状软骨，以免发生术后喉狭窄或塌陷；不要低于第 5 气管软骨环，以免损伤头臂静脉、头臂干等重要结构，尤其是幼儿患者。

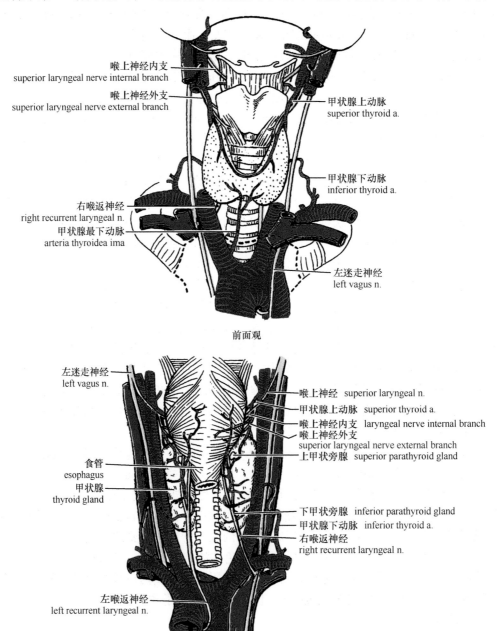

前面观

后面观

图 2-7　甲状腺的动脉与喉的神经

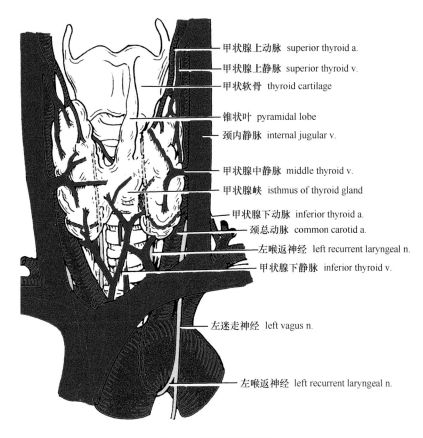

甲状腺上动脉 superior thyroid a.

甲状腺上静脉 superior thyroid v.

甲状软骨 thyroid cartilage

锥状叶 pyramidal lobe

颈内静脉 internal jugular v.

甲状腺中静脉 middle thyroid v.

甲状腺峡 isthmus of thyroid gland

甲状腺下动脉 inferior thyroid a.

颈总动脉 common carotid a.

左喉返神经 left recurrent laryngeal n.

甲状腺下静脉 inferior thyroid v.

左迷走神经 left vagus n.

左喉返神经 left recurrent laryngeal n.

图 2-8 甲状腺的静脉

d. 食管颈部：上平环状软骨与咽相接，下平颈静脉切迹续延食管胸部。食管颈部偏左，故食管颈部手术入路以左侧为宜。

（三）胸锁乳突肌区

胸锁乳突肌区（sternocleidomastoid region）为胸锁乳突肌所占据和覆盖的区域。在胸锁乳突肌深面有颈动脉鞘、颈袢（ansa cervicalis）、颈丛（cervical plexus）、颈交感干（cervical part of sympathetic trunk）和颈部淋巴结等。

1. 颈动脉鞘

（1）构成：颈动脉鞘主要由颈深筋膜中层围成，上至颅底，下续纵隔。

（2）内容：颈动脉鞘内有颈总动脉、颈内动脉、颈内静脉和迷走神经，后两者贯穿颈动脉鞘全长。颈动脉鞘内结构排列顺序如下：前内侧为颈总动脉或颈内动脉，前外侧为颈内静脉，两者间后方为迷走神经。在鞘的下部，颈总动脉居后内侧，颈内静脉位于前外方，迷走神经行于两者之间的后外方；在鞘的上部，颈内动脉位于前内侧，颈内静脉经其后外方，迷走神经行于两者之间的后内方。

（3）毗邻：颈动脉鞘浅面结构有胸锁乳突肌、胸骨舌骨肌、胸骨甲状肌、肩胛舌骨肌下腹、颈袢及甲状腺上、中静脉；后方有甲状腺下动脉横过，左侧还有胸导管弓，隔椎前筋膜有颈交感干、椎前肌和颈椎横突等；内侧有咽和食管、喉与气管、甲状腺侧叶和喉返神经等；外侧有膈神经（phrenic nerve）。

2. 颈袢 颈袢又称舌下神经袢，由第 1 颈神经前支的部分纤维构成上根，第 2、3 颈神经前支的部分纤维构成下根，上、下两根在颈动脉鞘表面合成颈袢（图 2-9）。平环状软骨弓平面自颈袢发出分支到舌骨下肌群。分布至胸骨舌骨肌和胸骨甲状肌等舌骨下肌群的肌支，均从肌的上部和下部进入肌内，故甲状腺手术时，应在舌骨下肌群中份切断，即平环状软骨平面，以免损伤颈袢肌支。

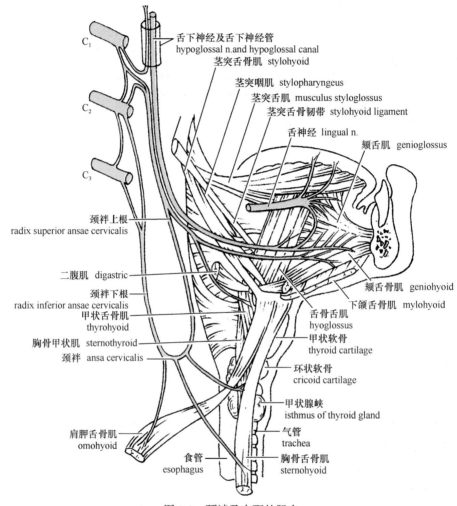

图 2-9 颈袢及支配的肌肉

3. 颈丛 由 $C_{1\sim4}$ 前支组成，位于胸锁乳突肌上部深面，中斜角肌和肩胛提肌浅面，分支有皮支（浅支）和肌支（深支）。

皮支（浅支）：分布于头颈胸上部及肩部的皮肤。有枕小神经、耳大神经、颈横神经和锁骨上神经。

肌支（深支）：有膈神经和颈袢，支配颈部深肌，肩胛提肌、舌骨下肌群和膈。膈神经是颈丛最重要的分支，沿前斜角肌前面下行，于锁骨下动脉、静脉间入胸腔。

4. 颈交感干 位于脊柱两侧，椎前筋膜后方。沿颈交感干向上、下寻找颈上和颈中神经节。颈上神经节(superior cervical ganglion)呈梭形，较大，长约3cm，位于第2、3颈椎横突前方；颈中神经节(middle cervical ganglion)较小，位于颈动脉结节平面，但不恒定；颈下神经节(inferior cervical ganglion)多与第1胸神经节融合成颈胸神经节，又名星状神经节，位于第1肋颈的前方，长1.5～2.5cm。上述三神经节均发出心支入胸腔参与心丛的组成。

(四)颈外侧区

颈外侧区又称颈后三角(posterior cervical triangle)，由同侧胸锁乳突肌后缘、斜方肌前缘和锁骨中1/3段围成。颈外侧区(lateral cervical region)被肩胛舌骨肌下腹分为枕三角(occipital triangle)和锁骨上三角(supraclavicular triangle)。

1. 枕三角

(1)境界：又称肩胛舌骨肌斜方肌三角，由同侧胸锁乳突肌后缘、斜方肌前缘和肩胛舌骨肌下腹围成；浅面依次为皮肤，浅筋膜、颈阔肌及颈筋膜浅层；深面为椎前筋膜及其深面的头夹肌、肩胛提肌和斜角肌等。

(2)内容：有副神经、颈丛和臂丛(brachial plexus)的分支，枕三角在副神经以上区域无任何血管和神经，是较安全的部位。臂丛在该区有肩胛背神经、肩胛上神经和胸长神经等分支。

2. 锁骨上三角

(1)境界：又称肩胛舌骨肌锁骨三角，由同侧胸锁乳突肌后缘、胛舌骨肌下腹和锁骨中1/3段围成；浅面依次为皮肤，浅筋膜及其内的颈外静脉下段、锁骨上神经、颈阔肌以及颈筋膜浅层；深面为斜角肌下份和椎前筋膜。

(2)内容：有锁骨下动脉、静脉、臂丛和锁骨上淋巴结等(图2-10)。

1)锁骨下动脉：在臂丛前下方向外穿出斜角肌间隙，在下干的前方为其第3段，经锁骨后方入腋腔。在该三角内可见该动脉的直接和间接的分支：肩胛背动脉，肩胛上动脉和颈横动脉，分别至斜方肌深面及肩肌区。

2)锁骨下静脉：在第1肋骨外侧缘续于腋静脉，沿前斜角肌和肺尖的前方向内与颈内静脉汇合成头臂静脉，两者间向上外开放的角，称为静脉角。胸导管和右淋巴导管分别注入左、右静脉角。

3)臂丛：由$C_{5\sim8}$前支和T_1前支的大部分组成臂丛的5个根，经斜角肌间隙，锁骨下动脉后上方进入锁骨上三角；其中C_5和C_6合成上干，C_7延续为中干，C_8和T_1合成下干，每干均分为前、后两股，根、干、股组成臂丛锁骨上部。锁骨中点上方，为锁骨上臂丛神经阻滞麻醉处。各股经锁骨中1/3段的后下方进入腋腔，合成内侧束、外侧束和后束。

(五)颈根部

1. 位置与构成　颈根部(root of neck)(图2-11)为颈部、胸部及上肢间的过渡区，由前方的胸骨柄、后方的第1胸椎以及两侧的第1肋构成。

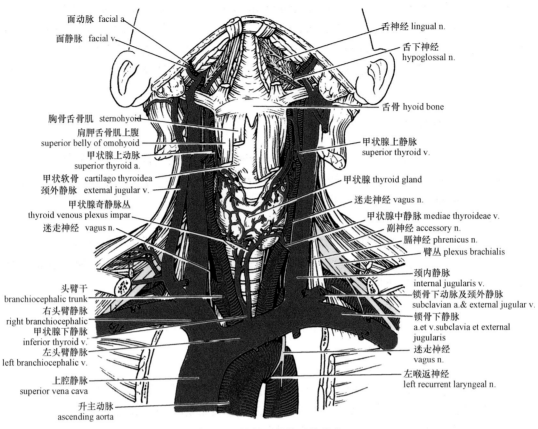

图 2-10　锁骨下静脉及静脉角

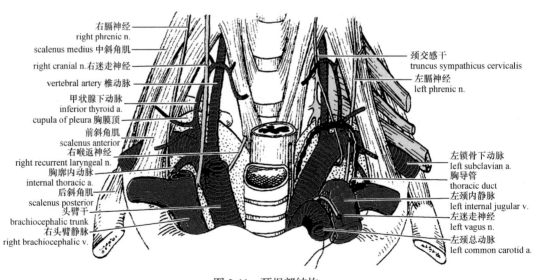

图 2-11　颈根部结构

2. 内容　以前斜角肌为标志，颈根部主要内容的排列次序如下：

前方：横行的有颈横动脉、锁骨下静脉、胸导管末端；纵行的有膈神经。

后方：锁骨下动脉、臂丛及中斜角肌等。

内侧：胸膜顶、椎动脉、甲状颈干等。

3.特点与相应的临床应用

（1）斜角肌间隙（scalenus fissure）

1）境界：由同侧前斜角肌、中斜角肌及第1肋围成。

2）内容：锁骨下动脉和臂丛。

3）临床意义：①颈路（斜角肌间隙）臂丛阻滞麻醉时，常以第6颈椎横突为标志，经斜角肌间隙阻滞臂丛。注意麻醉药切不可注入邻近血管；②臂丛的锁骨上路阻滞麻醉：臂丛自斜角肌间隙穿出后向外下进入锁骨上三角（锁骨上大窝）。此处臂丛上、中、下三干均逐渐集中，位于锁骨下动脉的后上方，故临床上可在锁骨上方一横指处进针阻滞臂丛，其麻醉效果完全，适用于上肢所有手术。注意勿伤及血管、胸膜顶及肺尖。

（2）锁骨下静脉：锁骨下静脉行于第1肋上面，经锁骨与前斜角肌之间，再注入头臂静脉。临床上进行长期静脉输液、心导管插管、中心静脉压测定等做静脉插管时常选锁骨下静脉，穿刺时一般紧贴锁骨后面，选择锁骨下缘中、内1/3交点至同侧胸锁关节上缘连线方向上进针。注意勿伤及臂丛、锁骨下动脉及胸膜顶等。

（3）静脉角：颈内静脉与锁骨下静脉汇合形成静脉角。在左静脉角或颈内静脉末端仔细寻认胸导管，其横过颈动脉鞘后方，再转向前下，跨越左锁骨下动脉前方注入静脉角，其形状类似小静脉，壁薄呈串珠状，直径3mm。在右静脉角处仔细寻认右淋巴导管（right lymphatic duct），其长度仅约1cm，由右颈干、右锁骨下干和右支气管纵隔干汇合而成，注入右静脉角，但有时缺如。寻找淋巴导管时，注意辨认同侧的颈干、锁骨下干和支气管纵隔干。

（4）膈神经和迷走神经：在锁骨下静脉后方、前斜角肌表面辨认膈神经。膈神经由$C_{3\sim5}$前支组成，位于前斜角肌前面，椎前筋膜深面；其前方还有胸锁乳突肌、肩胛舌骨肌中间腱、颈内静脉、颈横动脉和肩胛上动脉；内侧有颈升动脉上行。该神经在胸膜顶的前内侧，迷走神经的外侧，穿锁骨下动、静脉之间进入胸腔。在颈动脉鞘内分辨位于颈内静脉和颈总动脉后方的迷走神经。右迷走神经经颈内静脉后方，右锁骨下动脉第1段的前方入胸腔，并发出右喉返神经勾绕右锁骨下动脉向后上进入右侧气管食管旁沟；左迷走神经在左颈总动脉和左锁骨下动脉之间进入胸腔，其勾绕主动脉发出的左侧喉返神经亦位于左侧气管食管旁沟内。

（5）胸膜顶（cupula of pleura）：为位于肺尖上方的壁胸膜，突入颈根部，高出锁骨内侧1/3上缘2～3cm。其上方连有胸膜上膜（suprapleural membrane）（又称Sibson筋膜），悬吊或固定于第7颈椎横突、第1肋颈和第1胸椎椎体。临床上行肺萎陷手术时，需切断该筋膜，方能使肺尖塌陷。前、中、后斜角肌位于胸膜顶前、外侧及外后方。此外，胸膜顶前方邻锁骨下动脉及其分支、迷走神经、膈神经、锁骨下静脉及（左侧）胸导管等；后有第1、2肋、颈交感干和第1胸神经前支；外侧有臂丛；内侧有气管、食管，左侧胸膜顶内侧还有胸导管及左喉返神经。

（6）椎动脉三角（triangle of vertebral artery）：内侧界为颈长肌；外侧界为前斜角肌；下界为锁骨下动脉第1段；尖为第6颈椎横突前结节。该三角的后方有胸膜顶，第7颈椎横突、第1肋颈和C_8的前支；前方有颈动脉鞘、膈神经及胸导管（左侧）等。椎动脉三角内的主要结构有椎动脉、椎静脉、甲状腺下动脉、颈交感干及颈胸神经节等。

第三节 解剖操作

一、操作要点

颈部的层次；分区；颈部血管和神经；颈根部。

二、操作步骤

（一）标本体位

标本取仰卧位，垫高肩部使头尽量后仰，颈部前挺。

（二）解剖颈前区和胸锁乳突肌区

1. 摸认体表标志 下颌骨下缘、下颌角、乳突、舌骨、甲状软骨和喉结、锁骨和肩峰等。
2. 切口
(1) 正中切口：沿颈部正中做正中切口，起点为颏下中点，止点为胸骨颈静脉切迹中点。
(2) 上界切口：从正中切口的起点沿下颌骨下缘切至左右乳突。
(3) 下界切口：从正中切口的止点沿锁骨上缘切至左右肩峰。
将皮肤剥离，并翻向两侧，显露颈阔肌。
3. 解剖颈浅层结构
(1) 解剖颈阔肌：从正中切口的上端或下端提起皮片，将皮肤向外侧翻起，显露颈阔肌。观察颈阔肌纤维走向及明确起止点。将颈阔肌从下部切断，并将断端分别向上翻起。此肌深面有颈丛皮支、面神经颈支，颈部的浅静脉等结构，应避免损伤这些结构。
(2) 解剖颈前静脉和颈外静脉：在颈部正中线两侧的浅筋膜内寻找颈前静脉，并向下走行穿入深筋膜，找出与其相伴的颈前淋巴结，观察后清除。从下颌角后下方，沿胸锁乳突肌表面分离出颈外静脉，该静脉下端于锁骨上方 2～5 cm 处穿入颈深筋膜。
(3) 解剖颈丛皮神经：从胸锁乳突肌后缘中点处找出并清理从胸锁乳突肌表面上行的颈丛皮支：向上找出分布至耳郭及腮腺的耳大神经，沿该肌后缘行向后上的枕小神经；向前找出横过胸锁乳突肌中部的颈横神经；向下找出跨越锁骨内侧端、中份和外侧的锁骨上神经，分支分布于颈前外侧部、胸前壁上部和肩部等三处的分支。
4. 解剖舌骨上区
(1) 解剖颏下三角：清除颏下深筋膜浅层及颏下淋巴结，便可以辨认出由左、右两侧二腹肌前腹与舌骨体围成的颏下三角，该三角位于颏下，三角的深面为下颌舌骨肌。
(2) 解剖下颌下三角：二腹肌前、后腹和下颌下缘共同构成下颌下三角。切开包裹下颌下缘的筋膜鞘，清除淋巴结，在其表面可见面静脉；在下颌下腺与下颌骨之间找出面动脉，可见面动脉沿下颌下腺深面向前前行，在咬肌前缘绕过下颌骨体下缘入面部。翻起下颌下腺，修洁二腹肌后腹和茎突舌骨肌，紧贴下颌骨切断二腹肌在下颌骨上的附着，向后翻开。修洁深面的下颌舌骨肌，但切勿损伤其表面的下颌舌骨肌神经。紧贴舌骨切断下颌舌骨肌，翻向前方，显露深面的舌骨舌肌。

5. 解剖肌三角

（1）解剖颈深筋膜浅层：清除舌骨下区浅筋膜，修出舌骨下肌群，在胸骨柄上方找出连接左右颈前静脉的颈静脉弓。

（2）解剖颈袢分支：于胸锁乳突肌的起点处切断该肌，向上翻起。然后在其深面，舌骨下肌群外侧的深筋膜中找出颈袢分支。

（3）解剖甲状腺及周围器官：①于胸骨柄上缘离断胸骨舌骨肌，翻向上。修出胸骨甲状肌和甲状舌骨肌。离断胸骨甲状肌下端，暴露出甲状腺，观察甲状腺侧叶、峡部。在甲状腺中叶的两侧剖出甲状腺中静脉，此静脉多位于侧叶中、下 1/3 交界处的边缘，短而易被拉断；于甲状腺上极清理出甲状腺上动脉及分支及伴行的喉上神经的喉外支和甲状腺上静脉。用手触及甲状软骨和舌骨，在两者之间找到喉上神经的喉内支；在甲状腺峡的下方，找到甲状腺下静脉，此静脉常分几支，在此动脉下寻找是否有甲状腺最下动脉；将甲状腺拉向内侧，在颈总动脉的深面平环状软骨弓平面找出起自甲状颈干、弓形走向甲状腺下部的甲状腺下动脉；②在气管食管旁沟内找出喉返神经，注意观察其与甲状腺下动脉的交叉关系；③在暴露甲状腺和邻近器官时，观察包裹甲状腺形成的甲状腺鞘，即甲状腺假被膜，切开假被膜进入囊鞘间隙，再切开纤维囊，便可暴露甲状腺实质；④在甲状腺侧叶后面上、下部的腺实质或结缔组织中，寻找上、下甲状旁腺。

6. 解剖颈动脉三角 清除舌骨下区深筋膜浅层，查看颈动脉三角，该三角由胸锁乳突肌上份前缘、肩胛舌骨肌上份前缘、肩胛舌骨肌上腹和二腹肌后腹围成。找到颈外动脉起始处，向上依次寻找出发出的甲状腺上动脉、舌动脉和面动脉。沿二腹肌后腹下方、颈外动脉和颈内动脉的浅面找到舌下神经，并追踪至下颌下三角。

7. 解剖颈动脉鞘 纵向切开颈动脉鞘，辨认颈总动脉、颈内动脉、颈内静脉和迷走神经的位置关系。解剖颈内静脉，仔细清理并观察该静脉下部的毗邻关系。观察颈内静脉与锁骨下静脉形成的静脉角，尽量寻找颈内静脉的各属支（面静脉、舌静脉、甲状腺上、中静脉。于颈总动脉末端和颈内动脉起始处找到颈动脉窦，将颈内动脉往前内侧拉起，试着寻找位于颈内、外动脉起始部之间后方的形似米粒的颈动脉小体；将颈内静脉和颈总动脉、颈外动脉分别拉向两侧，于深面找到迷走神经干。在喉的两侧找到喉上神经，追踪至迷走神经发出处；于颈动脉鞘后方找出颈交感干，沿干向上追踪，找出最上方的颈上神经节，向下追踪位于第 6 颈椎横突附近的颈中神经节，颈下神经节位置较深，常与第 1 胸交感神经节合并成颈胸神经节，此节位于椎动脉深面，第 1 肋颈的前方，需牵开椎动脉寻找。

（三）解剖颈外侧区

1. 解剖副神经 清除封套筋膜，可发现其深面的副神经，副神经干较粗大，其上方无其他神经伴行，该神经在胸锁乳突肌后缘中上、中 1/3 交界处进入枕三角，向外下斜行，沿行程追踪并清扫周围的颈部淋巴结，在斜方肌前缘中、下 1/3 交界处入其深面。观察在副神经以上区域，无任何血管和神经，是较安全的局部。

2. 解剖颈丛 将颈内静脉与颈总动脉拉向内侧，清出颈丛及颈丛分支，再次确认其分支，即耳大神经、枕小神经、颈横神经、锁骨上神经。颈丛深面为肩胛提肌和中斜角肌，颈丛下方为前斜角肌。在前斜角肌表面找到由颈丛发出的膈神经，膈神经从前斜角肌上份外侧缘，向内下沿前斜角肌表面下降入胸腔。

3. 解剖臂丛及其分支　在前、中、斜角肌之间解剖出组成臂丛的 5 个根（$C_5 \sim T_1$ 前支）和上、中、下三个干。C_5 和 C_6 前支合并形成上干；C_7 的前支延续为中干；C_8 和 T_1 的前支大部分合成下干。臂丛经锁骨上三角深部和锁骨后方入腋腔。如已解剖腋腔结构，则可沿各干向腋腔方向追寻并辨认臂丛的完整形态。沿臂丛的上干或上干的后股找出肩胛上神经；沿 C_5 神经根追寻肩胛背神经。此外，在臂丛和中斜角肌之间寻找由 $C_{5 \sim 7}$ 神经根的发出分支合成的胸长神经，此神经在第 1 肋外侧缘跨越前锯肌上缘进入腋腔。

4. 解剖锁骨下动、静脉

（1）解剖锁骨下动脉：在前斜角肌内侧缘，寻找锁骨下动脉。首先将颈内静脉向外侧牵开，如特别粗大者可自根部切断，向上翻起。将前斜角肌自止点切断，以暴露锁骨下动脉各段及其分支。①椎动脉在前斜角肌内侧缘向上向内，进入第 6 颈椎的横突孔；②在锁骨下动脉的下缘与椎动脉起点相对应处，寻找胸廓内动脉，向前下方进入胸腔；③寻找甲状颈干，清理其分支甲状腺下动脉、颈升动脉、颈浅动脉、颈横动脉和肩胛上动脉；④肋颈干位置很深，可不必追踪。

（2）解剖锁骨下静脉：在锁骨下动脉的前下方找到锁骨下静脉，此静脉在前斜角内侧与颈内静脉汇合成头臂静脉。

（四）解剖颈根部

1. 解剖椎动脉三角　先离断胸锁关节，在锁骨中、外 1/3 交界处将锁骨锯开，分离锁骨下肌，将离断锁骨摘除。清除深筋膜后，认清椎动脉三角的范围及内部结构。该三角的内侧界为颈长肌外侧缘，外侧界为前斜角肌内侧缘，下界为锁骨下动脉第 1 段，后壁为第 7 颈椎横突、第 1 肋骨颈和 C_8 前支。观察三角内的结构：椎动、静脉和甲状腺下动脉。

2. 解剖静脉角和淋巴导管　在左侧静脉角处寻找胸导管。首先在食管左侧寻找胸导管，然后追踪其行径、观察其汇入左静脉角的情况。也可在左静脉角的后内方寻找胸导管主干，然后逆行追踪其行径和颈干、锁骨下干、支气管纵隔干三者汇入情况。胸导管较细，管壁很薄，必须轻拉，以免损坏。在右静脉角为右淋巴导管，该导管长约 1cm，有时可缺如。寻找两导管时，注意辨认同侧的颈干、锁骨下干和支气管纵隔干。

3. 解剖膈神经和迷走神经　在前斜角肌表面找到纵行下降的膈神经。左迷走神经经左颈总动脉及左锁骨下动脉之间进入胸腔；右迷走神经经颈内静脉后方，锁骨下动脉第 1 段前方进入胸腔，其发出右喉返神经勾绕锁骨下动脉向上进入气管食管旁沟。

4. 解剖椎动脉　在锁骨下动脉第 1 段甲状颈干内测，确认椎动脉。它上行穿上 6 位颈椎横突孔入颅。

5. 解剖甲状颈干　修洁锁骨下动脉第 1 段，找出甲状颈干。找出甲状颈干分出的甲状腺下动脉、颈横动脉及肩胛上动脉。

6. 解剖胸廓内动脉　在锁骨下动脉第 1 段下壁与椎动脉起点相对处，找到胸廓内动脉，可见其下行进入胸腔。

7. 解剖锁骨下动脉　该动脉呈弓形通过颈根部，分为三段：第一段位于前斜角肌内侧；第二段位于该肌后方；第三段位于该肌外侧。观察锁骨下动脉的分支及第一段毗邻：

其前方有颈内静脉、椎静脉、迷走神经及膈神经；右侧有右喉返神经绕过；左侧有胸导管跨过；后方为胸膜顶。锁骨下动脉深面有胸膜顶及颈交感干。

8. 探查胸膜顶 在臂丛下方深面，用手指触摸胸膜顶，观察其毗邻关系。

三、操作注意事项

解剖颈部勿切断血管和神经，勿切到胸膜顶。

【思考题】

1. 甲状腺的动脉与喉的神经的关系？甲状腺肿大时能压迫哪些器官或结构？甲状腺大部分切除术，结扎甲状腺的动脉时处理的原则是什么？甲状腺手术最易损伤的结构有哪些？

2. 某呼吸困难的患者，需做气管切开，请问：由浅入深需切开哪些层次？

3. 颈动脉三角的范围及其中各结构的位置关系如何？

4. 前斜角肌内侧、外侧、前面和后面分别有哪些结构？

（李素云）

第三章 胸部（胸壁、肺和胸膜腔）

第一节 概 述

一、实验目的和要求

（1）掌握胸壁的层次结构特点、（喙）锁胸筋膜及穿经的结构、肋间血管和神经的行程与分布规律。

（2）掌握女性乳房的位置与形态结构、血供特点、淋巴回流途径。

（3）掌握胸膜的分部和肺韧带的位置；掌握胸膜腔和胸膜隐窝的概念及主要的胸膜隐窝位置；掌握胸腔积液（或积气）穿刺部位及注意事项；掌握胸膜下界与肺下界的位置、心包三角的概念，熟悉胸膜的前界；掌握膈的薄弱区和裂孔，熟悉膈的位置和分部。

（4）掌握肺门和肺根的概念、肺根内主要结构的位置关系；熟悉肺的位置和形态；熟悉支气管肺段的概念。

（5）熟悉胸部重要的体表标志，了解胸部的境界和分区；熟悉胸壁的皮神经分布特点、胸部肌肉的配布；了解胸廓内血管的位置，胸内筋膜的配布。

二、实验材料

（1）标本：骨架标本；切开胸壁显示胸壁层次及胸膜腔（带纵隔和肺）标本；带部分胸壁的离体膈标本；离体乳房标本；离体肺支气管标本；肺段分色铸型标本。

（2）模型：乳房模型；肺段模型（玻璃钢）。

（3）操作器械：手术刀柄、刀片、镊子、止血钳、手套、丝线等。

（4）整尸操作标本。

三、实验时间

实验时间为 4 学时。

第二节 实验内容

一、重 点

（1）胸壁的层次结构；胸壁皮神经分布特点；锁胸筋膜及穿经的结构；乳房的位置、形态结构；肋间血管神经的行程。

（2）膈的薄弱区和裂孔。

（3）胸膜的分部和肺韧带；胸膜腔和胸膜隐窝；胸膜下界与肺下界的位置；心包三角。

（4）肺根内主要结构及位置关系。

二、难　　点

（1）锁胸筋膜概念。

（2）肋膈隐窝的概念。

（3）肺段的概念。

三、标本及模型观察

胸部（thorax）位于颈部和腹部之间，由胸壁（thoracic wall）、胸腔（thoracic cavity）及内容物构成，胸壁以胸廓为支架，外被皮肤、筋膜和肌，内衬胸内筋膜等。胸壁与膈围成胸腔，胸腔分为中部和左、右部，中部为纵隔（mediastinum）占据，左、右部含肺（lung）及胸膜（pleura）、胸膜腔（pleural cavity），左右两部含肺（lung）及胸膜（pleura）、胸膜腔（pleural cavity）。

（一）境界及分区

1.境界　取骨架标本等观察。扪及颈静脉切迹、胸锁关节、锁骨、肩峰、第7颈椎棘突，其连线为胸部的上界；扪及胸骨剑突（xiphoid process）、肋弓（costal arch）、第11肋前端、第12肋下缘、第12胸椎棘突，其连线为胸部的下界。

由于膈向上隆凸，胸部表面的界线与胸腔的范围并不一致。腹腔器官如肝、脾、和肾等紧贴膈下方受胸壁下部保护，胸膜顶、肺尖等向上突入颈根部，故临床上应注意这些结构或器官的位置关系。

2.分区　经腋前襞与胸壁相交处所做的垂直线为腋前线（anterior axillary line）；经腋后襞与胸壁相交处所做的垂直线为腋后线（posterior axillary line）。腋前线以前的胸壁称胸前区；腋前线和腋后线之间的胸壁称胸外侧区；腋后线以后的胸壁称胸背区。胸腔的中部容纳心及大血管等结构的区域称纵隔，在纵隔两侧的称左、右部，容纳肺和胸膜腔。

（二）胸壁的层次结构及特点

胸壁的层次（由浅→深）：皮肤→浅筋膜→深筋膜→胸廓外肌层→肋间隙或肋→胸内筋膜→壁（肋）胸膜。

取切开胸壁显示胸壁层次及胸膜腔（带纵隔和肺）标本观察。

1.皮肤　翻开皮肤观察，胸前外侧区皮肤较薄，厚薄不均匀；胸背区皮肤较厚。其活动度可用手推动自己身上的皮肤观察。

2.浅筋膜　含脂肪、皮神经、浅动脉、浅静脉、浅淋巴管和乳腺。翻开皮肤，观察脂肪组织层，即浅筋膜。

（1）皮神经：来源于锁骨上神经（颈部已观察）和肋间神经（intercostal nerve）前皮支

和外侧皮支，标本上一般未将皮神经显示，可在浅筋膜内沿肋间隙试着寻找 1 ～ 2 条。

（2）浅动脉：主要有胸廓内动脉（internal thoracic artery）穿支和肋间后动脉（posterior intercostal artery）的分支。若为普通标本未显示；若为经动脉灌注红色乳胶标本，请找到相应的动脉。

（3）浅静脉：吻合成网，在脂肪组织内找到的黑色小血管为浅静脉，寻找并观察。

（4）乳房：取离体乳房标本和乳房模型，观察乳房（mamma）（图 3-1）表面的皮肤及乳头（nipple）、乳晕（mammary areola），翻开乳房的皮肤（已切开），从切缘观察皮肤深面的浅筋膜浅层，稍提起乳头，可见多根开口于乳头的输乳管（lactiferous ducts），并观察已解剖的与输乳管相连的乳腺（mammary gland），每一根输乳管及其所属乳腺为乳腺叶（mammary lobe），在近乳头处的输乳管上寻找膨大的输乳管窦（lactiferous sinus），在乳腺周围有脂肪组织包绕，其内可见乳房悬韧带（suspensory ligament of breast）或（Cooper）韧带。取乳房模型，观察输乳管、近乳头处的输乳管窦及与其相连的乳腺、乳腺及输乳管之间的脂肪结缔组织、乳房外面的皮肤、乳头和乳晕等。

1）位置：乳房位于胸前外侧壁浅筋膜内，成年女性乳房的大小跟发育及妊娠有关，其基底部边界为：上缘平第 2 肋或第 3 肋；下缘平第 6 肋或第 7 肋；内侧缘达胸骨线或胸骨旁线；外侧缘达腋前线或腋中线。

2）内部构造：每侧乳房由 15 ～ 20 个乳腺叶和脂肪组织等构成。每个乳腺叶有输乳管，输乳管以乳头为中心呈放射状排列，因此乳腺内脓肿切开排脓时，应以乳头为中心做放射状切口，以免损伤过多的输乳管和腺组织。乳房深面与胸大肌之间有潜在性间隙，称乳房后间隙，发生在此间隙的脓肿，称乳房后隙脓肿或乳房深部脓肿，临床上切开排脓时，应沿乳房下缘的乳沟做弧形切口。

乳腺是浅筋膜内的结构，包裹乳腺的浅筋膜结缔组织伸入乳腺叶之间，形成小叶间隔，对乳腺及其腺管起支持、固定作用。小叶间隔中有许多纤维束附着于皮肤、乳头和胸前外侧壁深筋膜之间，称乳房悬韧带或 Cooper 韧带。乳腺癌病变侵及乳房悬韧带时，皮肤或乳头可被牵拉出现不同程度的凹陷，临床上称"酒窝症"或乳头内陷；随着病变发展，乳房浅淋巴管阻塞，导致皮肤局部水肿，可使皮肤呈"橘皮样"外观。

3）血供：乳房血供非常丰富，其内侧部血管来自胸廓内动脉第 3 ～ 6 穿支；乳房外侧部血管来自胸肩峰动脉、胸外侧动脉和第 3 ～ 7 肋间后动脉的外侧皮支。因乳房血供来自上方和两侧，切开乳房时应尽可能低于乳头做切口。

4）淋巴回流：乳房的淋巴管十分丰富，互相吻合成网；分为浅、深两组，彼此之间有广泛吻合。浅组分布于皮内和皮下组织，两侧乳房的浅淋巴管互相交通。深组回流大致有下列四条途径：①乳房外侧部和上部：注入胸肌淋巴结；此为主要回流途径，乳腺癌常较早转移至此群；②乳房内侧部：注入胸骨旁淋巴结；③乳房下内侧部：穿过腹壁与膈下间隙及肝淋巴管吻合；④乳房深部：可直接注入尖淋巴结。

乳腺癌时，主要沿淋巴途径扩散、转移。乳腺癌根治术不但切除胸大肌（pectoralis major）、胸小肌（pectoralis minor），还需清除腋腔各群淋巴结。在清除胸肌淋巴结时，切勿损伤胸长神经（long thoracic nerve）；清除外侧、中央淋巴结时，勿伤及腋腔的血管神经；清除肩胛下淋巴结时，勿误伤胸背神经；处理锁胸筋膜和尖淋巴结时，注意保护头静脉等。

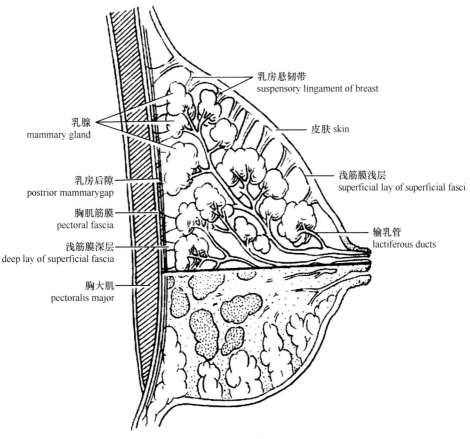

图 3-1　女性乳房

3. 深筋膜　胸前外侧区的深筋膜分浅、深两层。浅层位于胸大肌的表面，较薄。上附锁骨，内侧与胸骨骨膜相连，向下及向后分别与腹部和胸背部深筋膜相延续。深层位于胸大肌深面，上附于锁骨，包绕锁骨下肌（subclavius）及胸小肌，向下覆盖前锯肌（serratus anterior）表面。其中张于锁骨下肌、胸小肌和肩胛骨喙突之间的部分称锁胸筋膜（clavipectoral fascia）（图 3-2）。找到上述三个结构之间的三角形区域，可见有神经穿该部位支配胸大肌上份，即为胸外侧神经（lateral pectoral nerve）；有动脉穿该部位，分布于胸大肌和胸小肌等，即为胸肩峰动脉（thoracoacromial artery）的分支；与动脉伴行的静脉为胸肩峰静脉（thoracoacromial veins）的属支；在三角肌胸大肌间沟内找到头静脉（cephalic vein），可见其穿锁胸筋膜，注入腋

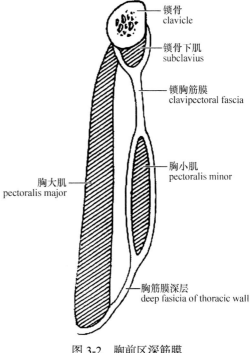

图 3-2　胸前区深筋膜

腔的腋静脉（axillary vein）。

4.肌层　胸前外侧壁肌层由胸肌及部分腹肌组成。由浅入深可分为四层：胸大肌、腹外斜肌（obliquus externus abdominis）和腹直肌（rectus abdominis）上部；锁骨下肌、胸小肌及前锯肌；肋间肌（于肋间隙观察）；胸横肌（transversus thoracis）。

（1）胸大肌：位于胸前区，起自锁骨内侧半、胸骨和第 1 ～ 6 肋软骨，止于肱骨大结节嵴。受胸外侧神经和胸内侧神经（medial pectoral nerve）支配。使肩关节内收、内旋和前屈；上肢固定时，上提躯干，提肋助吸气。

（2）胸小肌：位于胸大肌深面，起自 3 ～ 6 肋，止于肩胛骨喙突。受胸内侧神经支配。拉肩胛骨向前下；肩胛骨固定时，提肋助吸气。

（3）前锯肌：位于胸外侧区，起自上 8 ～ 9 位肋，止于肩胛骨内侧缘及下角。受胸长神经支配。拉肩胛骨向前贴附胸廓；肩胛骨固定时，提肋助吸气。

5.肋间隙　同侧两相邻肋之间的间隙称为肋间隙（intercostal space），肋间隙上宽下窄、前宽后窄，12 对肋形成 11 对肋间隙。内有筋膜、肋间肌、肋间血管和神经等（图 3-3）。

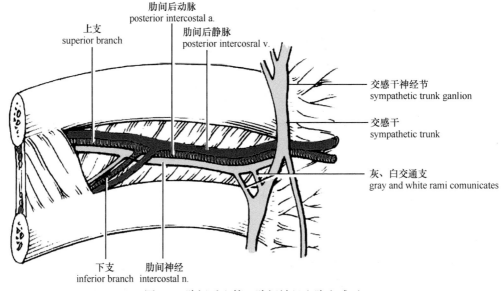

图 3-3　肋间后血管、肋间神经和胸交感干

（1）肋间肌：由浅入深为肋间外肌（intercostal externi）、肋间内肌（intercostal interni）和肋间最内肌（intercostal intimi）。

1）肋间外肌：位于肋间隙浅层，起自上位肋下缘，肌纤维由后上斜向前下，止于下位肋上缘。在肋软骨部位由肋间外膜（external intercostal membrane）替代。受肋间神经（intercostal nerve）支配。提肋助吸气。

2）肋间内肌：位于肋间外肌深面，起自下位肋上缘，肌纤维由后下斜向前上，止于上位肋下缘。在肋角以后由肋间内膜（internal intercostal membrane）替代。受肋间神经支配。降肋助呼气。

3）肋间最内肌：位于肋间内肌深面，仅位于肋间隙中 1/3 段，其起止、方向、神经支配、功能同肋间内肌。

（2）肋间后动脉：共 9 对，起自胸主动脉，沿第 3 ～ 11 肋间隙向前走行，在肋角以后行于胸内筋膜和肋间内肌之间，并在肋角处发出一较小的下支，沿下位肋上缘向前；

本干在肋角以前行于肋沟内，在肋间内肌和肋间最内肌之间，向前与胸廓内动脉分支吻合，沿途发出分支营养胸前外侧壁周围的肌肉、皮肤及女性乳房等。

（3）肋间后静脉（posterior intercostal vein）：与肋间后动脉伴行，右侧注入奇静脉（azygos vein），左侧注入半奇静脉（hemiazygos vein）和副半奇静脉（accessory hemiazygos vein）。

（4）肋间神经：胸神经前支行于肋间隙称肋间神经，其行程同肋间后动脉，于肋角附近发出一下支，沿下位肋上缘前行。行程过程中，于腋前线附近发出外侧皮支，其终末支在胸骨外侧浅出，称为前皮支。分支支配相应部位的肋间肌及皮肤等软组织。

肋间血管神经从脊柱至肋角这段走行，其排列位置不恒定；在肋角的外侧，肋间神经上支和肋间后动脉、静脉的主干在肋间隙上位肋下缘的肋沟内，其位置关系自上而下为：肋间后静脉、肋间后动脉和肋间神经。

临床上，当胸膜腔积液时，常在腋后线或肩胛线的第8、9肋间隙，靠近下位肋上缘穿刺；当胸膜腔积气时，常在锁骨中线第2或第3肋间隙中部穿刺，以防损伤肋间隙内血管、神经。

胸膜腔积液穿刺经过的层次依次为：皮肤、浅筋膜、深筋膜、背阔肌、肋间外肌、肋间内肌、肋间最内肌、胸内筋膜（endothoracic fascia）、壁胸膜。

胸膜腔积气穿刺经过的层次依次为：皮肤、浅筋膜、深筋膜浅层、胸大肌、深筋膜深层、胸小肌、肋间外肌、肋间内肌、肋间最内肌、胸内筋膜、壁胸膜。

6.胸廓内动脉、静脉和淋巴结

（1）胸廓内动脉：起自锁骨下动脉，在胸廓内面，沿胸骨外侧下行。分支分布心包、膈、胸前壁、腹壁等。

（2）胸廓内静脉：1～2条，与胸廓内动脉伴行，左侧注入左头臂静脉，右侧注入上腔静脉与头臂静脉交界处或右头臂静脉。

（3）胸骨旁淋巴结（parasternal lymph nodes）：沿胸廓内动脉、静脉排列，引流胸前区、乳房内侧、膈和肝上面的淋巴，其输出管注入胸导管和右淋巴导管，也可注入支气管纵隔干。

7.胸横肌　位于胸前壁胸廓内面，起自胸骨下部，纤维向上外，止于第2～6肋内面。受肋间神经支配。降肋助呼气。

8.胸内筋膜　胸内筋膜是衬附肋和肋间隙内面的一层致密结缔组织。

9.胸膜壁层　为一薄层浆膜，贴附于胸壁内面、膈上面和纵隔表面。

（三）膈

取切开胸壁显示胸壁层次及胸膜腔（带纵隔和肺）标本，以及带部分胸壁的离体膈标本，观察膈的位置、分部、毗邻、裂孔和薄弱区。

1.位置　膈（diaphragm）是位于胸、腹腔之间向上隆凸的穹隆状扁肌。膈穹窿右高左低。

2.分部　膈中央为中心腱（central tendon）；周围为肌纤维。根据肌纤维起始部位可分为胸骨部、肋部和腰部。

3.毗邻

（1）膈上面：覆盖膈胸膜，与胸膜腔及肺底相邻，中央与心包愈着。

（2）膈下面：右侧与肝相邻，左侧与肝、胃和脾等相邻。

4.薄弱区　膈的各部起始纤维之间无肌纤维，形成肌间裂隙，表面覆盖筋膜、胸膜和腹膜，为膈的薄弱区。包括腰肋三角（lumbocostal triangle）和胸肋三角（sternocostal triangle）。

（1）腰肋三角：位于膈的腰部与肋部起始纤维之间的三角形区域，尖向上，底为第12肋。

（2）胸肋三角：位于膈的胸骨部与肋部起始纤维之间的三角形区域，有腹壁上动脉和静脉及淋巴管通过。

5. 裂孔　膈有主动脉、食管和下腔静脉穿过，形成3个裂孔。

（1）主动脉裂孔（aortic hiatus）：位于第12胸椎水平，由膈的左、右脚和第12胸椎体围成，有降主动脉和胸导管通过。

（2）食管裂孔（esophageal hiatus）：位于第10胸椎水平，主动脉裂孔的左前方，有食管、迷走神经前干和后干通过。

（3）腔静脉孔（vena caval foramen）：位于第8胸椎水平，食管裂孔的右前方，正中线偏右，有下腔静脉通过。

（四）胸膜和胸膜腔

胸腔由胸壁和膈围成。经胸廓上口通颈部，借膈与腹腔分隔。中间部分为纵隔，左右两部容纳肺和胸膜腔。

1. 胸膜　胸膜（pleura）由光滑的间皮和少量结缔组织构成的浆膜。根据覆盖部位不同分为脏胸膜（visceral pleura）和壁胸膜（parietal pleura）。覆盖于肺的表面，并伸入叶裂间的为脏胸膜或称肺胸膜；附于肋和肋间隙内面的称肋胸膜（costal pleura），附于膈上方的称膈胸膜（diaphragmatic pleura），附于纵隔两侧的称纵隔胸膜（mediastinal pleura），于锁骨内侧1/3上方突入颈根部的部分称胸膜顶。

2. 胸膜腔　脏胸膜和壁胸膜在肺根处相互移行，并在肺根下方形成双层结构，称肺韧带（pulmonary ligament）。脏胸膜和壁胸膜围成的密闭窄隙，称胸膜腔。左右各一，互不相通。伸手于脏胸膜和壁胸膜之间，体会胸膜腔的概念。

3. 胸膜隐窝（胸膜窦）　有些部位的壁胸膜相互转折处的胸膜腔，在活体上，即使深吸气，肺缘也不能达入其内，这些部位的胸膜腔称胸膜隐窝（pleural recess）。胸膜隐窝包括肋膈隐窝（costodiaphragmatic recess）和肋纵隔隐窝（costomediastinal recess）。

（1）肋膈隐窝（肋膈窦）：位于肋胸膜和膈胸膜转折处，自剑突向后至脊柱两侧，呈半环形，后部较深，为最大的胸膜隐窝，也是胸膜腔的最低点。用手伸入胸膜腔，探查其形态和位置。

（2）肋纵隔隐窝（肋纵隔窦）：位于胸骨左侧第4～5肋间隙后方，心包前方，肋胸膜和纵隔胸膜转折处。

4. 壁胸膜反折线的体表投影

（1）胸膜前界：肋胸膜前缘与纵隔胸膜前缘相互延续，两者之间的返折线即胸膜前界。在第2～4肋水平之间，两侧胸膜前界互相靠拢，在第2肋以上、第4肋以下的两侧胸膜前界之间各有一三角形无胸膜区，其上方为胸腺三角（胸腺区），其下方为心包三角（心包裸区或心包区）。

（2）胸膜下界：用手指探查肋胸膜与膈胸膜之间的返折线即胸膜下界。胸膜下界在锁骨中线与第8肋、腋中线与第10肋、肩胛线与第11肋相交，近后正中线处平第12胸椎棘突。在第4肋以下胸膜的前界，右侧几乎垂直向下，在第6胸肋关节后方移行为胸膜下界；而左侧偏向左下方，约在第6肋软骨中份移行为胸膜下界。

（五）肺

取离体肺支气管标本、肺段分色铸型标本和肺段模型（玻璃钢）观察。

1. 肺的大体形态 肺呈半圆锥形，位于胸腔内，纵隔的两侧。左肺被斜裂（oblique fissure）分为上、下两叶，右肺被斜裂和水平裂（horizontal fissure）分为上、中、下三叶。肺由于萎缩，其前界和下界在标本观察意义不大。

2. 肺门和肺根

（1）肺门（hilum of lung）：肺纵隔面中部的凹陷称肺门或第一肺门。

（2）肺根（root of lung）：出入肺门的所有结构表面被胸膜包绕称肺根。包括主支气管（principal bronchus）、肺动脉（pulmonary artery）、肺静脉（pulmonary vein）、支气管动脉（bronchial artery）、支气管静脉（bronchial vein）、淋巴管和肺丛（pulmonary plexus）等。肺根内主要结构的位置关系，由前向后为上肺静脉（superior pulmonary vein）、肺动脉、主支气管、下肺静脉（inferior pulmonary vein）；由上而下，左侧为左肺动脉、左主支气管、左上肺静脉、左下肺静脉；右肺为右肺上叶支气管（right superior lobar bronchus）、右肺动脉、右肺中下叶支气管（right middle and inferior lobar bronchus）、右上肺静脉、右下肺静脉。

3. 支气管肺段 每一肺段支气管及其分支分布的肺组织称为支气管肺段（bronchopulmonary segment），简称肺段（pulmonary segment）（图3-4）。左肺上、下叶各5段，

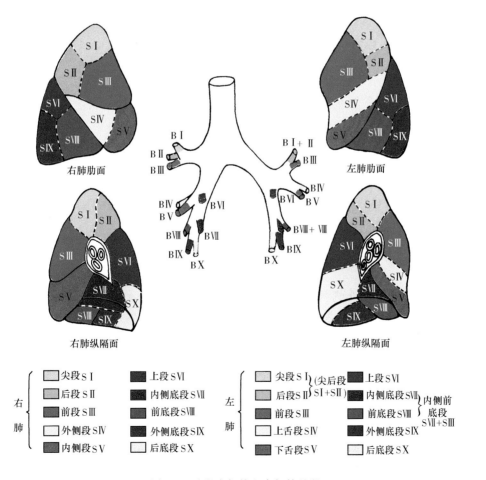

图3-4 肺段支气管和支气管肺段

上叶有：尖段、后段、前段、上舌段、下舌段，其中尖段与后段常合并为尖后段；下叶有：上段、内侧底段、前底段、后底段和外侧底段，其中内侧底段与前底段常合并为内侧前底段。右肺有 10 个肺段，上叶 3 段：尖段、后段和前段；中叶 2 段：外侧段和内侧段；下叶 5 段：上段、内侧底段、外侧底段、前底段和后底段。

第三节 解剖操作

一、操作要点

重点显露胸壁的层次、深筋膜的配布、锁胸筋膜及穿经的结构、胸廓外肌层的配布、肋间肌的配布及肋间血管神经的走行特点、胸膜的分布、胸膜腔的构成、胸膜隐窝的位置和构成、胸膜下界、肺的外形与肺韧带，肺胸膜的配布特点、肺门的位置、肺根及肺根的主要结构位置关系。

二、操作步骤

（一）标本体位

标本取仰卧位。

（二）切口

1. 上界切口 即颈部下界切口，自颈静脉切迹、胸锁关节处、锁骨上缘、肩峰与第 7 颈椎棘突。

2. 正中切口 沿前正中线，自颈静脉切迹中点至剑突尖。

3. 肋弓下切口 近肋弓下缘（即胸廓下口处），由剑突尖至腋后线处。

4. 胸臂部切口 自正中切口下端向外上方切至乳晕，环绕乳晕（女尸则环绕乳房），继续向上切至腋前襞上部，在此转折沿臂内侧面向下切至臂上、中 1/3 交界处，然后折转向外侧，环切臂部皮肤至外侧缘。

（三）解剖皮肤和浅筋膜

首先沿切口线，向外侧剥离皮肤分别至腋后线与臂中份上部，注意保留乳房。在浅筋膜内观察浅静脉，并在近胸骨外侧肋间隙位置横行钝性分离并寻找肋间神经前皮支和胸廓内动脉的穿支，在腋前线至腋中线的附近肋间隙位置横行钝性分离寻找肋间神经外侧皮支，在保留神经和动脉的基础上剔除浅筋膜。观察乳房（女）的形态，探查乳房（女）位置，将乳房（女）从胸大肌筋膜表面切除，备用。

（四）解剖深筋膜和胸廓外的肌层

观察胸大肌、前锯肌、腹外斜肌、腹直肌鞘表面的深筋膜浅层并修洁其表面的深筋膜，可见其与腋筋膜相延续，将深筋膜的浅层剥离，注意并保护好位于腋中线稍前方的胸外侧动脉、静脉和腋中线稍后方的胸长神经。解剖并向腋腔追索一段，可见胸长神经支配的前锯肌，在解剖胸大肌和三角肌之间时注意保护好位于三角肌胸大肌间沟内走行的头静脉，将其修洁。观察胸大肌的起止点，在胸大肌的胸骨头和锁骨头处切断胸大肌，将其向外侧翻开，在翻开的过程中观察从胸小肌穿过支配胸大肌的胸内侧神经，将胸内侧神经离断。在胸大肌深面还可见到一些血管和神经从胸小肌上方穿过，这些为胸外侧神经胸肩峰动脉的分支及伴行的静脉，将他们游离一段，并在其远侧端离断后将胸大肌完全翻向外侧。清除胸大肌深面的脂肪结缔组织（注意保护已离断的胸内侧神经、胸外侧神经和胸肩峰血管），显露并观察深筋膜深层、胸小肌和锁骨下肌的边界。位于胸小肌、锁骨下肌及喙突之间的深筋膜深层即锁胸筋膜，可见胸外侧神经、胸肩峰血管从锁胸筋膜穿过。切除深筋膜深层（注意保护已离断的胸内侧神经、胸外侧神经和胸肩峰血管），修洁胸小肌和锁骨下肌并观察其起止点。将胸小肌从其起点附近切断，并向外侧翻开，可见胸内侧神经穿过胸小肌（勿切断），将其与胸小肌一同翻向外侧。观察前锯肌的起止点，观察腹外斜肌和腹直肌鞘在胸壁的位置。追踪解剖胸外侧神经、胸内侧神经、胸肩峰动脉、头静脉至腋腔，可见胸外侧神经发自臂丛外侧束，胸内侧神经发自臂丛内侧束，胸肩峰动脉起自腋动脉近胸小肌上缘处，头静脉汇入腋静脉。在胸外侧壁追踪解剖胸外侧动脉、胸长神经至腋腔，可见胸外侧动脉起自腋动脉近胸小肌下缘处，胸长神经位于臂丛后束的深面。将前锯肌、腹外斜肌自起点附近切断，分别翻向后方和下方，将腹直肌及腹直肌鞘自上端切断，翻向下方。

（五）解剖肋间隙

观察肋间外肌纤维，可见其纤维由后上斜向前下，在肋软骨部分移行为肋间外膜，透过肋间外膜，可见肋间内肌，其纤维的方向与肋间外肌肌纤维的方向相交。于第4或第5肋间隙解剖切开肋间外肌和肋间外膜，观察并切除肋间内肌，于肋间内肌的深面在上位肋下缘可见位于肋沟并向前走行的肋间血管和神经，观察其位置关系，自上而下分别为肋间后静脉、肋间后动脉和肋间神经，在肋间血管神经及肋间内肌的深面为肋间最内肌，观察其位置及纤维的方向，其肌纤维的方向与肋间内肌一致，可见在肋间隙的前、后部均无肋间最内肌，其深面为胸内筋膜。

（六）解剖胸腔

打开胸锁关节囊，离断该关节。在颈静脉处切断胸骨舌骨肌和胸骨甲状肌。于两侧腋中线附近，纵行切开第1～9肋间隙的肋间肌和胸内筋膜，将手指深入胸内筋膜的深面，分离并向深面推开肋胸膜，用肋骨钳沿左右腋中线将2～8肋分别剪断，在前斜角肌附着点内侧剪断第1肋。切断胸廓内动脉、胸廓内静脉后，一只手自胸骨柄处将胸前壁提起，另一只手将胸骨后的结构向后压，稍稍提起，将切开的胸前外侧壁向下翻开，使其与壁胸膜分离，直到完全向下翻转。观察胸前外侧壁内面：在胸内筋膜浅面可见附着于胸骨体和肋软骨的胸横肌，胸骨外侧有胸廓内动脉、胸廓内静脉，观察是否可以找到与血管伴行的胸骨旁淋巴结，胸廓内动脉下段后面被胸横肌覆盖。观察壁胸膜：位于肋和肋间隙内面所见的胸膜为肋胸膜；探查胸膜顶，胸膜顶向上突起，在锁骨内1/3处超过锁骨2～3cm；探查胸膜前界（即肋胸膜与纵隔胸膜的前方反折线），可见左、右胸膜前界在第2～4胸肋关节高度可接触或重叠，在胸骨角水平以上和第4胸肋关节水平以下的部分，相距较远，分别形成上胸膜间区（又称胸腺三角，其中填充胸腺和脂肪组织）和下胸膜间区（又称心包裸区），复原胸前壁，定位胸膜前界的体表投影；探查胸膜下界（即肋胸膜与膈胸膜的反折线），可见右侧胸膜的前界起自第6胸肋关节的后方，左侧起自第6肋软骨的中份处，在锁骨中线与第8肋相交，腋中线处与第10肋相交，肩胛线处与第11肋相交，近后正中线平第12胸椎棘突。将两侧肋胸膜的前壁切开并翻向外侧，观察位于纵隔两侧的左、右纵隔胸膜，位于膈上方的膈胸膜。观察脏胸膜：位于肺的表面并深入肺裂中的为脏胸膜即肺胸膜。观察纵隔胸膜与脏胸膜的移行和延续：可见纵隔胸膜与脏胸膜在肺根相互移行，并在肺根的下方形成肺韧带。探查胸膜腔：将手从切开的肋胸膜伸入，向四周探查，可见手位于壁胸膜和脏胸膜之间，手所占据的空间即胸膜腔。探查胸膜隐窝：将手伸入胸膜腔，摸到肋胸膜与膈胸膜反折线，再摸到肺的下界，上下两者之间的胸膜腔即为肋膈隐窝，可探查到肋膈隐窝呈半环形，前高后低；探查左肋胸膜与左纵隔胸膜前方的反折线，观察左肺心切迹，两者之间的胸膜腔即左纵隔隐窝（左侧比较明显）。观察肺：在肺门处切断肺根与肺韧带，取出左、右肺。观察左肺的外形（包括水平裂、上下两叶、肺尖、肺底、纵隔面、胸肋面、前缘、后缘、下缘、左肺心切迹），位于左肺纵隔面的中部凹陷处即肺门，并在连于纵隔的断面上观察左肺根内主要结构及位置关系，可见从前向后分别为左肺上静脉、左肺动脉、左主支气管、左肺下静脉，自上而下分别为左肺动脉、左主支气管、左上肺静脉、左下肺静脉。同样观察右肺的外形（包括水平裂、斜裂、上中下三叶、肺尖、肺底纵隔面、胸肋面、前缘、后缘、下缘），位于右肺纵隔面的中部凹陷处即肺门，并在连于纵隔的断面上观察左肺根内主要结构及位置关系，可见从前向后分别为右上肺静脉、右肺动脉、右肺上叶与中、下支气管、右下肺静脉，自上而下分别为右肺上叶支气管、右肺动脉、右肺中下叶支气管、右上肺静脉、右下肺静脉。

三、操作注意事项

解剖胸大肌和锁胸筋膜时，先剔除胸大肌表面的深筋膜浅层，充分显露胸大肌的起点；并在胸大肌和胸小肌之间用手钝性分离，以免损伤胸内侧神经及锁胸筋膜。

【思考题】

1.临床上对乳腺癌患者进行手术治疗，请问：

（1）乳房的淋巴回流途径包括哪些？

（2）乳腺癌的手术术式包括哪些？

（3）乳腺癌根治术相应需要切除的范围？清扫哪些淋巴结？处理这些结构时主要要保护哪些重要结构？

2.临床上右侧胸腔积液患者

（1）根据所学知识分析胸腔积液的病因有哪些？

（2）为什么要进行穿刺？

（3）穿刺常选择的部位？

（4）如何进行体表定位？

（5）穿刺的层次？

（6）穿刺时注意勿损伤的主要结构？

（谭建国 陈 安）

第四章　胸部（纵隔）

第一节　概　　述

一、实验目的和要求

（1）掌握纵隔的概念；熟悉四分法的分区、纵隔的侧面观；了解纵隔的境界与位置。

（2）掌握主动脉弓位置及其毗邻、动脉导管三角的概念；熟悉上纵隔的内容、胸腺的位置与毗邻，气管胸部的位置及其毗邻；了解上腔静脉及其属支的位置。

（3）了解前纵隔的位置及其内容。

（4）掌握心包的分部、心包腔和心包窦的概念、主要的心包窦的位置及其构成；熟悉心包腔积液穿刺部位及注意事项；了解中纵隔的位置及其内容、心的位置及其毗邻。

（5）掌握食管胸部的位置及其毗邻；熟悉胸导管的位置及其行程；了解后纵隔的位置及其内容、胸主动脉的位置及毗邻、胸交感干的位置及其分支。

二、实 验 材 料

（1）标本：去胸骨保留胸腺并打开心包纵隔的标本、去胸腺及心脏显露后纵隔标本。整尸操作标本。

（2）模型：纵隔模型。

（3）操作器械：手术刀柄、刀片、镊子、止血钳、手套、丝线等。

（4）整尸操作标本。

三、实 验 时 间

实验时间为 4 学时。

第二节　实 验 内 容

一、重　　点

（1）主动脉弓及其毗邻、动脉导管三角。

（2）心包、心包腔、主要的心包窦的位置及构成。

（3）食管胸段的位置和毗邻、胸导管的位置和毗邻。

二、难　点

主动脉弓、气管胸部、食管胸部等结构的毗邻；心包窦。

三、标本及模型观察

纵隔是位于左、右纵隔胸膜之间的所有器官、结构和结缔组织的总称。其主要内容有心（heart）、出入心的大血管根部、心包（pericardium）、主动脉弓（aortic arch）及分支、胸主动脉（thoracic aorta）、上腔静脉（superior vena cava）及属支、气管胸部（thoracic part of trachea）、主支气管、食管胸部（thoracic part of esophagus）、胸腺（thymus）、胸导管（thoracic duct）、迷走神经、膈神经、左喉返神经、心包膈血管（pericardiacophrenic vessel）、奇静脉（azygos vein）、半奇静脉（hemiazygos vein）、副半奇静脉（accessory hemiazygos vein）、胸交感干（thoracic sympathetic trunk）、内脏大神经（great splanchnic nerve）等。小儿纵隔多位于胸腔正中位，成人则略偏左侧，正常情况下左、右胸膜腔压力相等，若一侧胸膜腔出现气胸等，可致纵隔移位或摆动。

以胸骨角至第 4 胸椎体下缘的平面为界，将纵隔分为上纵隔（superior mediastinum）、下纵隔（inferior mediastinum），下纵隔又以心包为界将其分为前纵隔（anterior mediastinum）、中纵隔（middle mediastinum）、后纵隔（posterior mediastinum）。

（一）左侧面观

取纵隔模型观察，纵隔的左侧面（图 4-1）的中央为左肺根，自上至下为左肺动脉、左主支气管、左上肺静脉和左下肺静脉。左肺根的前方为左膈神经和左心包膈血管，左肺根的前下方隆起为心包隆起。左肺根的后方有粗大的动脉为胸主动脉，神经为左迷走神经。由胸主动脉、心包后壁和膈围成的三角为食管下三角，在食管下三角内有食管胸部的下段和迷走神经及神经丛。在胸主动脉的外侧有胸主动脉的分支肋间后动脉，与肋间后动脉伴行的肋间后静脉，汇入半奇静脉和副半奇静脉，在半奇静脉和副半奇静脉的外侧有纵行的胸交感干，以及胸 5～9 胸神经节发出的内脏大神经，胸 10～12 胸神经节发出的内脏小神经（lesser splanchnic nerve）。在肺根的上方呈弓形行向左后方的为主动脉弓，在主动脉弓的左前方有左膈神经和左迷走神经，其中左迷走神经在主动脉弓下方发出左喉返神经，在主动脉弓的前方有胸腺，在主动脉弓的上方可见主动脉弓的分支：左颈总动脉和左锁骨下动脉，在左颈总动脉和左锁骨下动脉的前方有横行跨过的左头臂静脉，由左锁骨下动脉、主动脉弓和胸椎体围成食管上三角，在食管上三角内有食管胸部的上段和胸导管的上段。

（二）右侧面观

取纵隔模型观察，纵隔的右侧面（图 4-2）的中央为右肺根，自上至下为右上叶支气管、右肺动脉、右主支气管、右肺上、下静脉。右肺根的前方为右膈神经和右心包膈血管，右肺根的前下方为心包隆起，右肺根的下方为下腔静脉。右肺根的后方有奇静脉及其属支（右肋间后静脉），与右肋间后静脉伴行的右肋间后动脉和肋间神经，在奇静脉和心包后壁之间为食管胸部的下段和右迷走神经及神经丛，在奇静脉下段的内侧可见胸导管的下段，在奇静脉的后方可见纵行的胸交感干及胸 5～9 胸神经节发出的分支内脏大神经。

在右肺根的上方有跨过右肺根的奇静脉弓，奇静脉汇入上腔静脉（位于右肺根的前上方），接上腔静脉的上方为右头臂静脉，在右头臂静脉和上腔静脉的前方为胸腺，紧邻右头臂

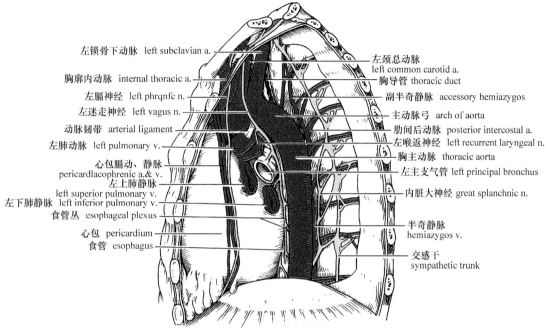

图 4-1 纵隔（左侧面观）

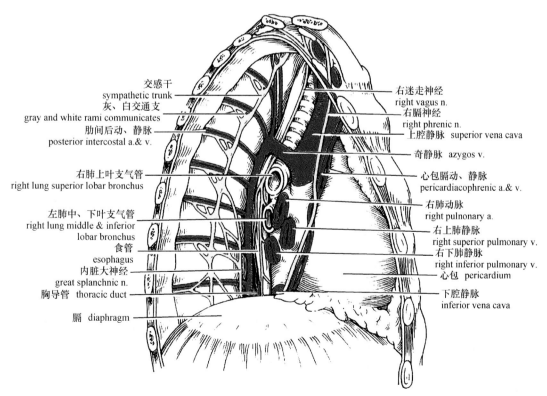

图 4-2 纵隔（右侧面观）

静脉和上腔静脉的内后方为头臂干，邻头臂干的后方依次为气管胸部和食管胸部的上段，紧贴右头臂静脉和上腔静脉右侧下降的为右膈神经。

（三）上纵隔

取去胸骨保留胸腺并打开心包的纵隔标本（童尸，保留胸骨，去除左右肺，从胸锁关节处离断并向下翻开胸骨的纵隔示教标本），找到胸骨角，并做标记线，该线平面以上的为上纵隔（图4-3）。

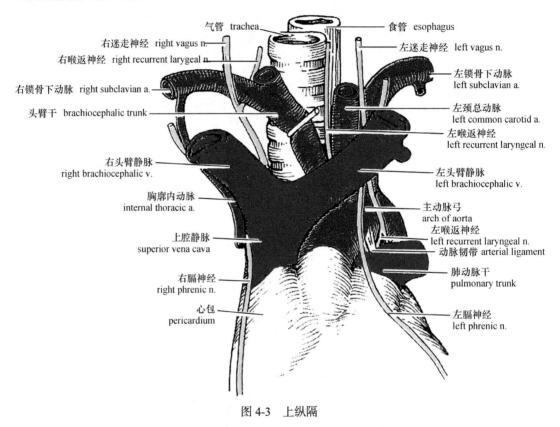

气管 trachea
食管 esophagus
右迷走神经 right vagus n.
左迷走神经 left vagus n.
右喉返神经 right recurrent larygeal n.
左锁骨下动脉 left subclavian a.
右锁骨下动脉 right subclavian a.
左颈总动脉 left common carotid a.
头臂干 brachiocephalic trunk
左喉返神经 left recurrent laryngeal n.
右头臂静脉 right brachiocephalic v.
左头臂静脉 left brachiocephalic v.
胸廓内动脉 internal thoracic a.
主动脉弓 arch of aorta
左喉返神经 left recurrent laryngeal n.
上腔静脉 superior vena cava
动脉韧带 arterial ligament
右膈神经 right phrenic n.
肺动脉干 pulmonary trunk
心包 pericardium
左膈神经 left phrenic n.

图4-3 上纵隔

1. 胸腺　位于胸骨后方，大部分位于上纵隔，另有小部分位于前纵隔即心包以前，另有一部分向上达颈部。胸腺深面可见左、右头臂静脉、主动脉弓等。胸腺随着小儿的生长发育逐渐增大，青春期腺体发育最大，以后则迅速退化，成年后逐渐萎缩并被脂肪组织替代。临床上胸腺肥大或恶性肿瘤时，胸腺素分泌异常，发生重症肌无力症。切除胸腺为重症肌无力症的特定治疗方法。

2. 上腔静脉及其属支

（1）上腔静脉

1）位置：位于上纵隔右前部，由左右头臂静脉在右侧第1胸肋结合后方汇合而成。沿升主动脉右侧下行，至第3胸肋关节后方注入右心房。

2）毗邻：前为胸膜和肺；后为右肺根、气管、右迷走神经和奇静脉等；左为升主动脉和头臂干；右为右膈神经、右心包膈血管和右纵隔胸膜。

（2）左头臂静脉

1）位置：由左锁骨下静脉和左颈内静脉汇合而成，自左胸锁关节后斜向右下，至右第 1 胸肋结合后汇入上腔静脉。

2）毗邻：前为胸腺；后为头臂干，左颈总动脉、左锁骨下动脉和气管等。

（3）右头臂静脉

1）位置：由右锁骨下静脉和右颈内静脉汇合而成，自右胸锁关节后向下，至右第 1 胸肋结合后注入上腔静脉。

2）毗邻：前有胸腺、胸骨甲状肌、胸骨舌骨肌等；右后为右肺、右纵隔胸膜、右膈神经；左后为头臂干和右迷走神经等。

3. 主动脉弓

（1）位置：位于胸骨角平面以上，自右侧第 2 胸肋关节接升主动脉，呈弓形由右前向左后跨越左肺根上方，至左侧第 4 胸椎体下缘续降主动脉的胸部。

（2）毗邻：左前方为左膈神经、左迷走神经、左心包膈血管、左肺和左纵隔胸膜等；右侧为上腔静脉；右后方为气管胸部、食管胸上段、胸导管、左喉返神经等；上方为头臂干、左颈总动脉、左锁骨下动脉及左头臂静脉等；下方为肺动脉、动脉韧带（arterial ligament）、左喉返神经、左肺动脉、左主支气管等。由于左迷走神经发出的左喉返神经紧贴动脉韧带（导管）的左侧绕主动脉弓凹侧上升，手术中可以左迷走神经作为寻找动脉导管的标志。

4. 动脉导管三角

（1）位置：动脉导管三角（ductus arteriosus triangle）位于主动脉弓的左前方。

（2）构成：左膈神经（前界）、左迷走神经（后界）、左肺动脉（下界），三者围成的三角形区域即为动脉导管三角（图 4-1）。

（3）内容：动脉韧带、左喉返神经及心浅丛。

（4）临床意义：手术中常以动脉导管三角作为寻找动脉导管的标志。

5. 气管胸部

（1）位置：位于上纵隔后部正中，上端平对第 7 颈椎下缘，下降至胸骨角平面（第 4、5 胸椎体交界处）分为左右主支气管，左主支气管较平、管径较细；右主支气管较陡、管径较粗。

（2）毗邻：前方（前→后）为胸骨柄、胸骨舌骨肌和胸骨甲状肌的起始部、胸腺、左头臂静脉、主动脉弓及头臂干与左颈总动脉、心深丛、淋巴管等；右前方为右头臂静脉、上腔静脉；右侧为奇静脉弓、右迷走神经、右纵隔胸膜等；左侧为右颈总动脉、主动脉弓、左锁骨下动脉、左迷走神经；后方为食管；左后方为左喉返神经。

（四）前纵隔

上平胸骨角平面，下达膈，前为胸骨及两侧的肋软骨，后为纤维心包的前壁。内有胸腺下部、胸廓内血管的分支、纵隔前淋巴结和疏松结缔组织。

（五）中纵隔

中纵隔上平胸骨角平面，下达膈，前为心包的前壁，后为心包的后壁。内有心、出入心的大血管、心包、膈神经、心包膈血管、心神经丛等。

1. 心包　心包为闭合的纤维浆膜囊，包裹心和出入心的大血管，包括纤维心包（fibrous pericardium）和浆膜心包（serous pericardium）。

（1）纤维心包：是一层厚而坚韧的纤维膜，位于外层，为锥形囊，与大血管的外膜相延续，囊底与膈中心腱愈着。其前部称为胸肋部；与纵隔胸膜相贴的称外侧部；其下部称膈部；与食管和胸主动脉相邻的称后部。

（2）浆膜心包：分脏层和壁层，脏层贴附于心肌表面和大血管根部的表面，其中心肌表面的又称心外膜。壁层位于纤维心包的内面，并与之紧密相连。

（3）心包腔：浆膜心包脏层和壁层在大血管根部相互移行，所围成的密闭窄隙称心包腔（pericardial cavity）。正常情况下，心包腔内只有少量浆液，在心脏搏动时起润滑作用。心包炎患者的心包腔内存积大量渗出液或者心包增厚，均可限制心脏舒缩，导致心功能下降。心包腔积液时，常于左侧剑肋角或胸骨左缘第4、5肋间隙（心包裸区）行心包穿刺，穿刺时注意勿损伤心表面的冠状血管及胸廓内血管（心包裸区穿刺时）等。

（4）心包窦：当心最大程度舒张时也不能到达的心包腔区域，称心包窦（pericardial sinus）。主要的有心包横窦（transverse sinus of pericardium）、心包斜窦（oblique sinus of pericardium）和心包前下窦（anteroinferior sinus of pericardium）（图4-4）。

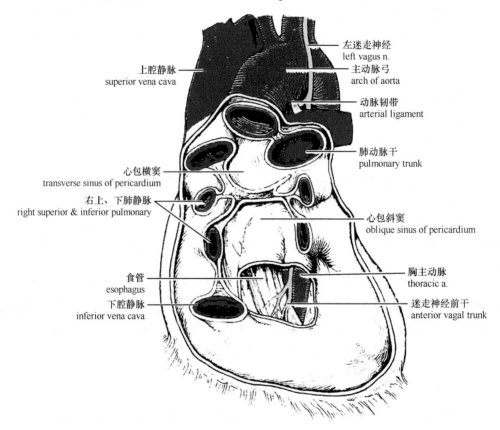

图 4-4　心包后壁

1）心包横窦：找到升主动脉、上腔静脉和肺动脉后，用左手示指经升主动脉的后方、上腔静脉的前方之间向左侧摸，示指可从左侧肺动脉的后方摸出来，示指所占据的区域为心包横窦，是心脏手术阻断升主动脉血流的部位。

2）心包斜窦：左手提起心尖向前翻起，找到下腔静脉（inferior vena cava），左上、下肺静脉以及右上、下肺静脉，用右手经下腔静脉与左肺下静脉之间摸到心的后面与浆膜心包后壁的前方，并向周围摸，此区域为心包斜窦（图4-4）。这时手指的前方为左心房，后方为浆膜心包的后壁，而且位于下腔静脉，左上、下肺静脉，右上、下肺静脉这5个血管之间。心包积液常积聚于此而不易引流。

3）心包前下窦：浆膜心包壁层的前壁与下壁交界处的心包腔间隙即心包前下窦。位置较低，靠近胸前外侧壁，心包腔积液常潴留于此，为心包穿刺抽液的安全部位。

2.心包内大血管　有升主动脉、肺动脉、上腔静脉、下腔静脉、上肺静脉和下肺静脉。

3.心

（1）位置：位于中纵隔，被心包所包裹。成人的心2/3位于前正中线左侧，1/3位于右侧。

（2）体表投影：通常可由下列四点的连线表示：

Ⅰ右侧第3肋软骨上缘，距胸骨右缘1cm处。

Ⅱ右侧第6胸肋关节。

Ⅲ左侧第2肋软骨下缘，距胸骨左缘1.2cm处。

Ⅳ左侧第5肋间隙于左锁骨中线内侧1～2cm或距前正中线7～9cm处，即心尖所在部位。

以上四点按顺序连画成略向外侧突出的曲线，即心界投影。Ⅰ和Ⅱ连线为心右缘，Ⅲ和Ⅳ连线为心左缘，Ⅱ和Ⅳ连线为心下缘。

（六）后纵隔

后纵隔位于胸骨角平面以下，膈以上，心包后壁与下部胸椎之间。内含食管胸下段、胸主动脉、奇静脉、半奇静脉、副半奇静脉、胸导管、迷走神经、内脏大神经、内脏小神经、胸交感干（thoracic sympathetic truck）、纵隔后淋巴结等。

1.食管胸部

（1）分段：食管胸部经上纵隔和后纵隔下行，于胸廓上口处接食管颈部，纵行穿过上纵隔和后纵隔，行至第10胸椎平面穿膈的食管裂孔与食管腹部相续。食管胸部在左主支气管后方处有一明显压迹（生理性狭窄），距中切牙约25cm，常为食管癌的好发部位之一，做内镜检查时也必须注意此狭窄。食管胸部以气管杈下缘为界分胸上段和胸下段。胸上段位于上纵隔内，胸下段位于后纵隔内。

（2）位置：胸上段位于气管胸部和脊柱之间；胸下段位于食管下三角内。

（3）毗邻

1）前方：胸上段前有气管胸部、气管杈、主动脉弓、左锁骨下动脉和左喉返神经；胸下段前有左主支气管、左心房、左迷走神经等。

2）后方：食管后方与脊柱之间的间隙称食管后间隙。胸上段该间隙内只有少量结缔组织；胸下段，间隙内有奇静脉、半奇静脉、副半奇静脉、胸导管、胸主动脉和左纵隔胸膜。

3）左侧：胸上段有左锁骨下动脉、胸导管、主动脉弓和左纵隔胸膜。胸下段有胸主动脉和左纵隔胸膜。

4）右侧：右纵隔胸膜和奇静脉，下段右后方有右迷走神经等。

（4）血供：整个食管的血供具有节段性、多源性和相互吻合的特点。食管上段血供主要来自支气管动脉，也有来自甲状腺下动脉和锁骨下动脉的分支；食管下段血供主要来自胸主动脉和第 4 ～ 7 肋间后动脉的分支。

2. 胸主动脉　自第 4 胸椎体下缘续主动脉弓，于膈的主动脉裂孔处移行为腹主动脉。

（1）毗邻

1）前方：有左肺根、心包后壁、食管等。

2）后方：有脊柱、半奇静脉和副半奇静脉等。

3）左侧：有左纵隔胸膜。

4）右侧：有奇静脉、胸导管和右纵隔胸膜。

（2）分支：壁支包括肋间后动脉、肋下动脉和膈上动脉；脏支包括支气管动脉、食管动脉、心包支和纵隔支。

3. 胸导管　是人体最大的淋巴管，左、右腰干和肠干在第 1 腰椎体（或第 12 胸椎下缘）前面汇合成膨大的乳糜池（cisterna chyli），向上续于胸导管。

（1）行程：胸导管经膈的主动脉裂孔入胸，首先在胸主动脉和奇静脉之间于脊柱右前方上行，至第 5 胸椎平面斜行向左，在食管左缘与左纵隔胸膜之间沿脊柱左前方上行至颈部，注入左静脉角。行右肺下叶、左肺上叶手术及食管胸部手术时，注意勿损伤胸导管。胸导管破裂，淋巴将溢入胸腔导致乳糜胸。

（2）毗邻

1）胸下段：第 5 胸椎平面以下，胸导管前方有食管；后方有右肋间后动脉、右肋下动脉和脊柱；左侧有胸主动脉；右侧有奇静脉和右纵隔胸膜。

2）胸上段：第 4 胸椎平面以上，胸导管前方有左颈总动脉；后方有脊柱；左侧有左锁骨下动脉和左纵隔胸膜；右侧有食管和左喉返神经。

4. 奇静脉、半奇静脉和副半奇静脉　收纳肋间后静脉、肋下静脉和食管静脉等血液。

（1）奇静脉：起自右腰升静脉，在食管后方，胸导管右侧，脊柱右前方上行，在第 4 胸椎高度弓形跨越右肺根，注入上腔静脉。

（2）半奇静脉：起自左腰升静脉，在脊柱左前方上行，在第 7 ～ 10 胸椎高度向右越脊柱前方，注入奇静脉。

（3）副半奇静脉：由左侧上部肋间后静脉汇合而成，沿椎体左前方下行，汇入半奇静脉。

5. 胸交感干　胸交感干位于脊柱两侧，奇静脉、半奇静脉和副半奇静脉的后外侧，每侧由 10 ～ 12 个胸神经节（thoracic ganglion）及结间纤维构成，第 5 ～ 9 胸神经节发出的节前纤维组成内脏大神经，沿椎体前面下降，穿膈脚至腹腔，终于腹腔神经节；第 10 ～ 12 胸神经节发出的节前纤维构成内脏小神经。

6. 迷走神经　左迷走神经在左颈总动脉和左锁骨下动脉间入胸腔，经主动脉弓左前方下行，此处有左膈神经从其前面跨过，下行至左肺根后方，继而沿食管左前方下行，经膈食管裂孔至腹腔。沿途发出肺后丛、心丛、左喉返神经及食管前丛等。其发出的左喉返神经勾绕主动脉弓，至其右后方上行。

右迷走神经在右锁骨下动脉前方入胸腔，沿气管右侧下行，至右肺根后方，与食管伴行，行于食管右后方，经膈的食管裂孔入腹腔。沿途发出右肺后丛、心丛和食管后丛。

第三节 解剖操作

一、操作要点

标本主要显露上纵隔及其内容、主动脉及毗邻、动脉导管三角、心包、心包腔、主要心包窦、食管的胸部、胸导管。

二、操作步骤

（一）标本体位

标本取仰卧位。

（二）解剖观察纵隔左侧面观

将左侧的纵隔胸膜切除，观察纵隔的左侧面，左肺根前下为心包隆突，在左肺其前方解剖观察左膈神经与左膈神经伴行的左心包膈动脉和左心包膈静脉，找到左肺根上方粗大的动脉即主动脉弓，找到主动脉弓发出的左颈总动脉和左锁骨下动脉，寻找左颈总动脉和左锁骨下动脉前方的左头臂静脉，找到左头臂静脉前的胸腺，左肺根的后方粗大的动脉为胸主动脉，在胸主动脉前方找到食管胸部的下段，寻找与食管伴行并行走于食管左前方的迷走神经，再在脊柱的外侧寻找由椎旁节及节间支构成的胸交感干。在胸主动脉与交感干之间寻找位于胸下部的半奇静脉和上部的副半奇静脉，并在第4或第5肋间隙追踪解剖，可见肋间后静脉汇入半奇静脉和副半奇静脉，肋间后动脉发自胸主动脉。观察动脉导管三角，由左膈神经、左迷走神经、左肺动脉围成，在三角内寻找连于主动脉弓与肺动脉权之间的动脉韧带，而左喉返神经经动脉韧带的左侧勾绕主动脉弓。

（三）解剖观察纵隔右侧面观

同样解剖剥离右侧纵隔胸膜，在右肺根的前下方为心包隆突，在右肺根的前方解剖观察右膈神经与右心包膈动脉与右心包膈静脉，在右肺根后方解剖观察右迷走神经、食管、奇静脉、右胸交感干、内脏大神经、内脏小神经、右侧肋间后动脉、肋间后静脉等，在右肺根的前上方解剖观察上腔静脉、气管、食管、右头臂静脉等。

（四）解剖观察上纵隔

寻找胸腺并观察可见成人胸腺已退化，大部分为脂肪代替（童尸则胸腺发达）。切除胸腺，解剖观察其深面的左右头臂静脉和上腔静脉，切除这些静脉，解剖观察主动脉弓，纵行清理主动脉弓发出的三大分支头臂干、左颈总动脉和左锁骨下动脉。清理过程中不要损伤动脉韧带、左喉返神经、膈神经和迷走神经等结构。解剖气管和主支气管：将主动脉弓于左颈总动脉和头臂干起点之间剪断，清理出气管颈部、主支气管、气管旁淋巴结及气管支气管淋巴结，注意气管和主支气管的毗邻。并解剖位于左侧气管食管旁沟内走行的左喉返神经。沿膈神经、心包膈动脉、迷走神经分别向上、下解剖追踪，并解剖出其主要的分支。

（五）解剖观察中纵隔

观察心包的最外层纤维心包，并在心包的前壁做"U"形切口，向上掀开心包前壁，在掀开的心包前壁内面观察，可见其具有一定的折光性，为浆膜心包的壁层，可见其与外层的纤维心包紧贴，仔细观察浆膜心包壁层。位于心外层的为浆膜心包脏层。在打开的心包内寻找出入心的肺动脉、升主动脉、上腔静脉、下腔静脉、左上肺静脉、左下肺静脉、右上肺静脉、右下肺静脉，可见浆膜心包壁层在这些大血管的根部与浆膜心包脏层相移行。将手经打开的心包前壁伸入浆膜心包壁层和脏层之间，此为心包腔，向四周探查心包腔。探查心包窦：在心包腔找到升主动脉、上腔静脉和肺动脉后，用左手示指经升主动脉的后方、上腔静脉的前方之间向左侧探查，示指可从左侧肺动脉的后方探出，示指所占据的区域为心包横窦；在心包腔内找到下腔静脉，左上、下肺静脉，右上、下肺静脉，左手提起心尖向前翻起，用右手经下腔静脉与左肺下静脉之间摸到心的后面与浆膜心包后壁的前方，并向周围探查，此区域为心包斜窦。这时手指的前方为左心房，后方为浆膜心包的后壁，而且手指位于下腔静脉，左上、下肺静脉，右上、下肺静脉这5个血管之间。在打开的心包前壁与膈上的心包下壁折转处，即心包前下窦。观察心脏：在心包腔内，离断连于心的大血管，将心取出，观察心的形态及血管。

（六）解剖观察后纵隔

解剖迷走神经及其分支，左喉返神经在主动弓近下缘处发出并勾绕主动脉弓，而后沿左侧气管食管旁沟上行，迷走神经还有支气管支、胸心支、食管支和心包支等分支，并解剖清理迷走神经发出的心浅丛、支气管肺丛、食管前丛和食管后丛、心深丛。

解剖观察气管、气管杈、左右主支气管，可见气管杈位置约在胸骨角平面，左主支气管较细、长，与正中线的夹角较大，右主支气管较粗、短，与正中线的夹角较小。

解剖观察食管：将气管、主支气管向一侧推开即可见食管，注意食管与主动弓、气管的颈部、左主支气管、左心房、胸主动脉的关系。

解剖胸主动脉及其分支：将食管推向右侧，观察胸主动脉的位置，寻找并解剖其发出的食管动脉、支气管动脉及肋间后动脉。

解剖观察奇静脉（右侧）、半奇静脉和半副奇动脉（左侧）：可见其位于椎体的前外侧，收集肋间后静脉的血液回流。其中奇静脉通过奇静脉弓在右肺根上方汇入上腔静脉。

解剖胸导管：在奇静脉与胸主动脉之间找到胸导管，向上追踪至注入左静脉角处，向下追踪至其穿膈处，注意观察其行程及其与食管胸部、胸膜腔的位置关系。

解剖胸交感干及其分支：沿肋小头自上而下解剖清理胸交感干，寻找由胸6～9发出的内脏大神经和胸10～12发出的内脏小神经，清除其发出的内脏大、小神经。注意观察其与肋间神经相连的白交通支和灰交通支。

三、操作注意事项

应尽可能保留主要结构，避免损伤。

【思考题】

1. 动脉导管未闭患者

（1）动脉导管三角的概念？

（2）动脉导管未闭结扎术的手术禁忌证是什么？

（3）简述手术的主要过程。

（4）未闭动脉导管与左喉返神经的位置关系如何？

2. 胸腺肿瘤患者

（1）简述胸腺的位置。

（2）简述胸腺的毗邻。

（3）胸腺肿瘤压迫周围结构可出现哪些临床表现？

3. 食管手术时

（1）食管胸部的毗邻有哪些？

（2）食管与胸导管的关系有哪些？

（3）胸导管与纵隔胸膜的关系如何？

（4）若食管手术损伤胸导管可导致乳糜胸，如何确定损伤部位？

（谭建国　陈　安）

第五章 腹部（腹前外侧壁）

第一节 概　　述

一、实验目的和要求

（1）掌握腹前外侧壁的层次结构特点；掌握腹壁下动脉的行程、特点及临床意义；掌握腹部常见的手术切口层次及其临床意义。

（2）掌握腹股沟区的层次结构特点，熟悉其与腹股沟疝发生的关系；了解腹股沟区的境界。

（3）掌握腹股沟管的位置、组成和内容物及其临床意义；掌握腹股沟三角的位置、构成及临床意义。

（4）掌握腹前外侧壁的分区。

二、实验材料

（1）标本：腹前外侧壁标本（含腹股沟管及有关神经、动脉、韧带等）。
（2）模型：腹股沟区模型。
（3）操作器械：手术刀柄、刀片、镊子、止血钳、手套、丝线等。
（4）整尸操作标本。

三、实验时间

实验时间为 4 学时。

第二节　实验内容

一、重　　点

（1）腹前外侧壁的层次及特点。
（2）腹股沟管的位置、构成、内容及临床意义。
（3）腹股沟三角的位置、构成及临床意义。

二、难　　点

（1）腹前外侧壁的常用手术切口及层次特点。

（2）腹股沟疝形成的解剖学基础及手术层次特点。

三、标本及模型观察

取腹前外侧壁标本。

（一）腹前外侧壁境界及分区

1.境界 触摸相应体表标志并理解腹前外侧壁的境界。

在腹壁下部沿耻骨联合（pubis symphy）上缘、耻骨嵴（pubic crests）、耻骨结节（pubic tubercles）再向外侧摸到髂前上棘（anterior superior iliac spine）和髂嵴（iliac crest）。在腹股沟的深面，掀开皮肤和浅筋膜，找到腹股沟韧带（inguinal ligament），这些结构的连线构成腹前外侧壁的下界；在腹部上部由内向外摸到剑突、肋弓、第 11 肋的前端和第 12 肋的下缘，其连线为腹前外侧壁上界；腋后线的延长线为外侧界。

2.分区 为了描述腹腔器官的位置，临床上常以两侧肋弓最低点的连线和两侧髂结节的连线将腹部分为上、中、下三部分，并以两侧腹股沟韧带中点做垂直线，将腹部分为 9 个区（图 5-1）；观察各部有哪些主要的器官可体表投影在该区域。通过脐分别做垂直线和水平线，将腹部分为左、右上腹部和左、右下腹部四部分；观察各部对应的主要有哪些腹腔器官。

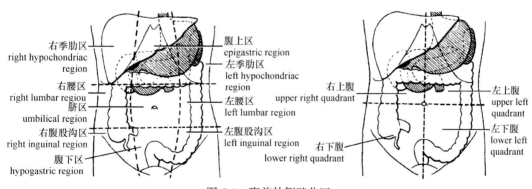

图 5-1 腹前外侧壁分区

（二）腹前外侧壁层次结构及特点

腹前外侧壁层次由浅入深依次为：皮肤、浅筋膜、肌层、腹横筋膜、腹膜外筋膜、壁腹膜。

1.皮肤 观察皮肤的特点，薄而富有弹性。

2.浅筋膜 浅筋膜主要由脂肪和疏松结缔组织构成（脐以上只有一层脂肪层）。脐以下分为浅、深两层：浅层含丰富的脂肪组织，为脂肪层，又称 Camper 筋膜；深层富含弹性纤维，为膜性层，又称 Scarpa 筋膜。主要观察 Scarpa 筋膜的位置、附着和延续情况。Scarpa 筋膜位于脂肪层和肌层之间，右手示指伸入 Scarpa 筋膜与腹外斜肌及腹直肌鞘前层之间，在耻骨结节和髂前上棘之间，钝性分离，可见其跨过腹股沟韧带，在韧带下约 2cm 处，向下不能再推进，表明 Scarpa 筋膜在此处附着于阔筋膜；同样右手示指在耻骨联合与耻骨结节间，钝性向会阴部分离，手指可深入阴茎、阴囊和会阴部，说明 Scarpa 筋膜在此跨过耻骨嵴，与阴茎浅筋膜、阴囊肉膜和会阴部的 colles 筋膜相续。浅筋膜内有浅动脉、浅静脉、皮神经和浅淋巴管。根据走行和位置逐一查找腹壁浅动、静脉，旋髂浅动、静脉以及胸腹壁静脉等。

3. 肌层 腹白线（linea alba）位于正中线上，其两侧为腹直肌（rectus abdominis）和腹直肌鞘（sheath of rectus abdominis），腹直肌的外侧为三对扁肌，由浅入深分别为腹外斜肌（obliquus externus abdominis）、腹内斜肌（obliquus internus abdominis）以及腹横肌（transversus abdominis）。

（1）腹白线：在腹前壁正中线上可见纵向走行，上宽下窄的白色腱性结构，即腹白线。由腹直肌鞘前后两层的纤维交织而成（即三块扁平肌腱膜在前正中线上的融合），为手术正中切口的标志。

（2）腹直肌与腹直肌鞘：在腹白线两侧可见腹直肌鞘前层（anterior layer of the sheath of rectus abdominis）。用有齿镊子翻开腹直肌鞘前层，可见上宽下窄的多腹肌，即腹直肌。可见其上有明显 3～4 条横行的腱划（tendinous intersections）（图 5-2）。因腹直肌鞘的前层与腱划连接紧密，在腹直肌鞘前层后方观察时不难发现腹直肌鞘的前层有明显的剥离痕迹。

分别向上、下方向翻开腹直肌，查看腹直肌鞘后层（posterior layer of the sheath of rectus abdominis）。腹直肌鞘后层与腱划连接疏松，且于脐下 4～5cm 处以下缺如，形成一弓状游离缘即弓状线（arcuate line）[或称半环线（semicircular line）]，在弓状线以下腹直肌后面毗邻的结构是腹横筋膜。在腹直肌外侧缘，腹直肌鞘的前、后两层融合成一凸向外侧的纤维结构为半月线（linea semilunaris）。

（3）腹外斜肌：腹外斜肌位于三块扁平肌最外层，肌纤维自外上向内下斜行，在腹直肌外缘移行为腹外斜肌腱膜（aponeurosis of obliquus externus abdominis）。腹外斜肌腱膜先后参与形成半月线、腹直肌鞘的前层、腹白线。在脐与髂前上棘的连线以下也移行为腹外斜肌腱膜。腹外斜肌腱膜在耻骨结节外上方形成三角形裂隙，称为腹股沟管的浅环（superficial inguinal ring）[或皮下环（subcutaneous inguinal ring）]，男性有精索（spermatic cord）穿过，女性有子宫圆韧带（round ligament of uterus）穿过。腹外斜肌腱膜在耻骨结节与髂前上棘连线间增厚并向后卷曲形成腹股沟韧带，继续向后外下附着于耻骨梳上形成耻骨梳韧带（pectineal ligament），在腹股沟韧带、耻骨结节以及耻骨梳韧带之间延续为腔隙韧带（lacunar ligament）（在下肢的标本上和盆壁的模型上观察）。

（4）腹内斜肌：翻开腹外斜肌，其深面既是腹内斜肌。腹内斜肌起自胸腰筋膜、髂嵴及腹股沟韧带外 1/2，上部的肌纤维主要向内上走行，在腹直肌的外缘移行为腹内斜肌腱膜（aponeurosis of internus abdominis），参与构成半月线、腹直肌鞘的前层和后层、腹白线；下部的肌纤维向内下跨越精索或子宫圆韧带，其下缘在腹股沟韧带内侧半的上方形成游离的弓状下缘（lower arcuate border of obliquus internus abdominis）。

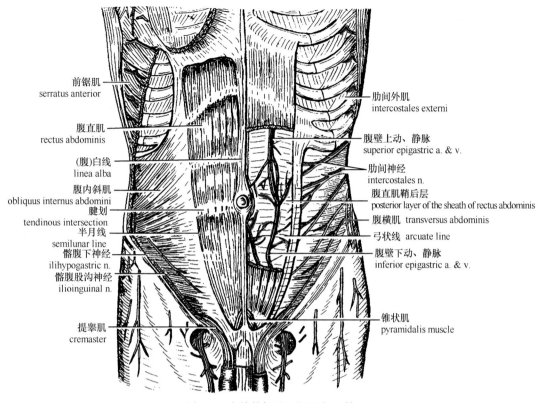

前锯肌
serratus anterior

腹直肌
rectus abdominis

(腹)白线
linea alba

腹内斜肌
obliquus internus abdomini

腱划
tendinous intersection

半月线
semilunar line

髂腹下神经
ilihypogastric n.

髂腹股沟神经
ilioinguinal n.

提睾肌
cremaster

肋间外肌
intercostales externi

腹壁上动、静脉
superior epigastric a. & v.

肋间神经
intercostales n.

腹直肌鞘后层
posterior layer of the sheath of rectus abdominis

腹横肌 transversus abdominis

弓状线 arcuate line

腹壁下动、静脉
inferior epigastric a. & v.

锥状肌
pyramidalis muscle

图 5-2　腹前外侧壁肌深层与血管

（5）腹横肌：翻开腹内斜肌，可见其深面的腹横肌。腹横肌起自胸腰筋膜、髂嵴及腹股沟韧带外侧 1/3，上部的肌纤维横行向内，在腹直肌外缘移行为腹横肌腱膜（aponeurosis of transversus abdominis），参与构成腹直肌鞘的后层和前层、半月线、腹白线；下部肌纤维斜向内下跨越精索或子宫圆韧带，其下缘与腹内斜肌下缘共同形成游离的弓状下缘。腹内斜肌和腹横肌的游离弓状下缘在腹直肌外缘附近呈腱性融合，形成腹股沟镰（inguinal falx）或联合腱（conjoined tendon）。

4. 深部的血管、神经

（1）腹壁下动脉和静脉：在腹直肌后方查看腹壁下动、静脉（inferior epigastric artery and veins）（静脉与同名动脉伴行），在腹股沟韧带中、内 1/3 交界附近由外下斜向内上进入腹直肌与腹直肌鞘后层之间。向上，在腹直肌与腹直肌鞘后层之间可见到胸廓内动脉终支之一的腹壁上动脉（superior epigastric artery）。腹壁上、下动脉在脐平面吻合，并与下 2 对肋间后动脉终支在腹直肌外侧缘相吻合，再发出分支营养腹横肌等。

（2）髂腹下神经和髂腹股沟神经：翻起腹外斜肌腱膜，贴近腹股沟韧带和腹内斜肌表面并与腹股沟韧带平行走向内下是髂腹下神经（iliohypogastric nerve），稍上方相距两横指并与髂腹下神经平行走行的为髂腹股沟神经（ilioinguinal nerve），两者在髂前上棘内侧 2.5cm 处同时穿出腹内斜肌。

5. 腹横筋膜、腹膜外筋膜和壁腹膜　翻开肌层，观察深面的腹横筋膜、腹膜外筋膜及壁腹膜。在腹横肌和腹直肌深面有稍薄的结缔组织层，最内层薄而光亮为壁腹膜（parietal peritoneum），外层贴近腹横肌和腹直肌鞘后层且薄而透明的是腹横筋膜（transverse

fascia），其间的黄色脂肪组织层便是腹膜外筋膜（subperitoneal fascia）。

6. 腹前外侧壁的常用手术切口

（1）正中切口：经腹前正中线切开腹壁。特点：此切口损伤血管、神经少，层次简单，能兼顾左、右腹腔脏器，临床适用于剖腹探查术；但血供差，缺乏肌肉保护，易形成切口疝，故而临床一般少用。

（2）旁正中切口：在前正中线外侧 1 ～ 2cm 处纵形切口。特点：损伤血管、神经少但血供好，且有肌肉保护。因此临床腹部手术多选用此切口。

（3）经腹直肌切口：在腹直肌中央纵行切开。特点：损伤血管、神经较多，但愈合快，且有肌肉保护，临床较常用。

（4）旁腹直肌切口：在半月线内侧 2cm 处切开。特点：损伤血管、神经多，腹直肌易萎缩形成腹壁疝，故临床少用。

（5）麦氏切口：在右髂前上棘至脐的连线中、外 1/3 交点处做斜切口（与腹外斜肌及其腱膜的纤维走行一致）。特点：损伤血管、神经和肌肉少且有多层肌肉保护，但术野显露少，不便于切口延长，仅限于确诊的阑尾炎手术。

体会并比较腹前外侧壁不同手术切口所经过的层次结构（图 5-3）。

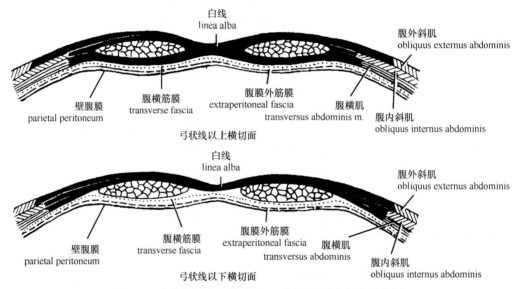

图 5-3 腹前外侧壁浅筋膜深面不同部位层次结构示意图

（三）腹股沟区

取腹前外侧壁标本和腹股沟管模型。

1. 境界 由腹直肌外侧缘，髂前上棘至腹直肌外侧缘的水平线和腹股沟韧带围成的三角形区域称腹股沟区。腹前外侧壁的薄弱区域腹股沟管（inguinal canal）和腹股沟三角（inguinal triangle）（Hesselbach 三角）位于此（图 5-4），腹腔内容物较多循此薄弱处向外突出，分别形成腹股沟斜疝（indirect inguinal hernia）、腹股沟直疝（direct inguinal hernia）。

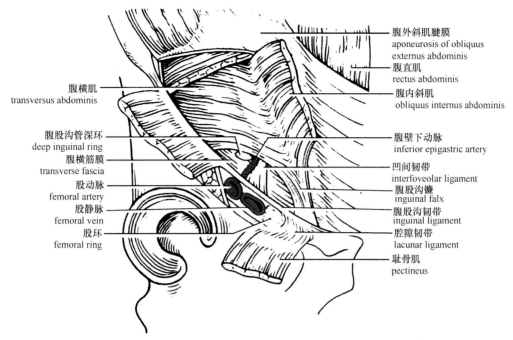

图 5-4　腹股沟深层结构

2.腹股沟管　腹股沟管位于腹股沟韧带内侧半的上方，为一自外上斜向内下的肌肉筋膜裂隙（图 5-5）。男性长 4 ～ 5cm，内有精索和髂腹股沟神经穿过；女性稍狭长，内有子宫圆韧带和髂腹股沟神经等穿过。腹股沟管由内、外两个口和前、后、上、下 4 个壁构成，男性精索或女性子宫圆韧带占据的空间即为腹股沟管，所以其前方、后方、上面、下面的结构分别参与构成前壁、后壁、上壁和下壁。

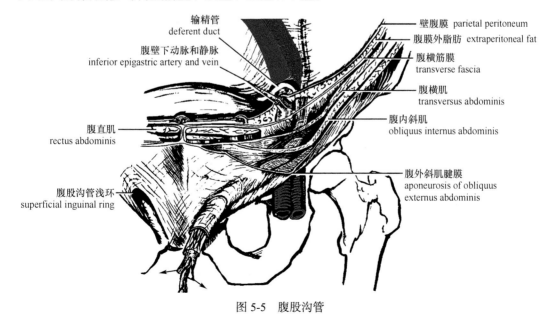

图 5-5　腹股沟管

（1）外口：翻开腹股沟区的皮肤，在腹股沟韧带内上方可见浅筋膜深面的纤维结构

（浅筋膜已经清除）即腹外斜肌腱膜。其在耻骨结节外上方形成一斜向裂隙就是腹股沟管外口（皮下环或腹股沟管浅环），观察其外下方的腱纤维形成的外侧脚，内后方的纤维形成的内侧脚，在外上方内侧脚和外侧脚之间的纤维称脚间纤维，外侧脚纤维反折位于精索后方的部分称反转韧带，由外侧脚、内侧脚、脚间纤维和反转韧带共同围成腹股沟管外口。男性标本上有精索穿出并向内下进入阴囊；女性标本上有子宫圆韧带穿出。

（2）内口：在腹股沟韧带中点上方约一横指处，有睾丸动静脉和输精管等诸多结构汇集成精索（女性为子宫圆韧带）向前下穿出腹横筋膜，此处即为腹股沟管内口（internal opening of inguinal canal）［腹股沟管深环（deep inguinal ring）或腹股沟管腹环（abdominal inguinal ring）］。向内下稍牵拉精索或子宫圆韧带，可见其穿过腹横筋膜处便是腹股沟管内口。在壁腹膜与和腹横筋膜间的腹膜外筋膜中观察，明显可见走向内上的腹壁下血管，腹股沟管内口位于腹壁下血管外侧。

（3）前壁：由腹外斜肌腱膜和腹内斜肌构成。找到精索（或子宫圆韧带），其占据的空间即腹股沟管，将表面结构还原，可见覆盖精索（或子宫圆韧带）前方大部分为腹外斜肌腱膜，在精索（或子宫圆韧带）的外侧小段前方还有腹内斜肌覆盖。

（4）后壁：由腹横筋膜和腹股沟镰构成。找到精索（或子宫圆韧带），将其向前下方牵拉，可见精索（或子宫圆韧带）后方主要为腹横筋膜，在精索（或子宫圆韧带）内侧小段的后方是腹内斜肌和腹横肌形成的腹股沟镰。

（5）上壁：由腹内斜肌和腹横肌的弓状下缘构成。稍向前下拉开精索（或子宫圆韧带）可见起自腹股沟韧带的外侧 1/2 的腹内斜肌下部的肌纤维和起自腹股沟韧带外侧 1/3 的腹横肌一起呈弓形跨精索（或子宫圆韧带），共同构成腹股沟管上壁。

（6）下壁：将精索（或子宫圆韧带）拉向内上，可见腹股沟韧带紧靠精索（或子宫圆韧带）下方，构成腹股沟管下壁。

在男性标本上可见到条索状的精索，仔细寻找可以发现伴随精索的应有髂腹股沟神经及生殖股神经的生殖支（genital branch of the genitofemoral nerve）等；在女性标本上可见子宫圆韧带、髂腹股沟神经以及生殖股神经的生殖支等。

对着标本结合上述观察内容理解腹股沟管是腹股沟区薄弱区域，分析腹股沟斜疝发生的可能原因、过程、经过部位及与腹壁下动脉的关系，再分析理解腹股沟斜疝手术需要经过的层次。

3. 腹股沟三角　腹直肌外侧缘、腹股沟韧带、腹壁下动脉，三者之间围成区域即腹股沟三角（或称 Hesselbach's triangle）。认真查看并比较腹股沟管深环、腹股沟三角以及腹壁下动脉的关系。理解腹股沟直疝发生的解剖学基础、临床的形态特点以及手术需要经过的层次。

4. 睾丸下降与精索被膜的关系　腹股沟管为潜在的肌肉筋膜裂隙。在胚胎发育过程中，睾丸随着睾丸引带自腹后壁逐渐下降穿腹股沟管最终下降入阴囊，相应的精索由深层向浅层先后从腹横筋膜、弓状下缘下方、腹外斜肌腱膜由外上向内下穿出并降入阴囊。在腹股沟管内口前没有腹横筋膜包被，在弓状下缘前没有腹内斜肌和腹横肌包被，在腹股沟管外口前没有腹外斜肌腱膜包被，但这些结构分别延续为薄层的精索内筋膜、提睾肌及其筋膜、精索外筋膜，共同包被精索形成精索被膜，并一直延续到阴囊（图 5-6）。

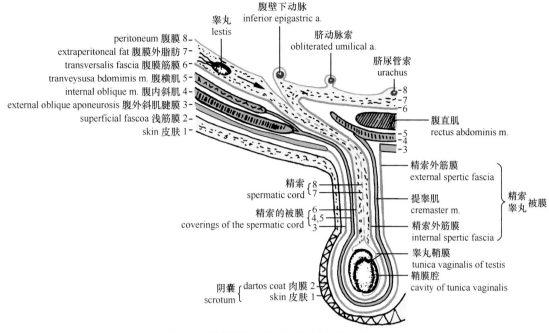

图 5-6　阴囊层次与腹前壁各层次的对应关系

第三节　解剖操作

一、操 作 要 点

重点显露浅筋膜内的腹壁浅动、静脉，旋髂浅动、静脉；三块扁平肌起止及其移行结构，其间的血管神经；腹直肌及腹直肌鞘；腹股沟管的构成与内容；腹股沟三角的构成等。

二、操 作 步 骤

（一）体位

标本取仰卧位。

（二）切口

(1) 绕脐自剑突至耻骨联合上缘做正中切口。
(2) 自剑突向外侧沿肋弓下缘切至腋中线。
(3) 自耻骨联合上缘中点向外切至髂前上棘。

（三）解剖浅层结构

沿切口剥离腹前外侧壁皮肤，自髂前上棘向内做横切口，长 10 ～ 15cm。切开浅筋膜，仔细辨认 Camper 筋膜（浅面黄色脂肪组织）与 Scarpa 筋膜（深面膜样结构）。用刀柄或止血钳伸入 Scarpa 筋膜深面，分别向内、向下钝性分离，体会 Scarpa 筋膜的连续。分离浅筋膜与腹外斜肌腱膜。

距离正中线 2～3cm，在浅筋膜浅层找到肋间神经前皮支的主干，沿主干向外侧仔细分离（找出 2～3 支即可）。再在腹外侧缘顺着肋的走行方向切开浅筋膜，找出 1～2 支外侧皮支。

在腹股沟韧带中部的浅筋膜稍深面，沿内上方向仔细找寻并追踪腹壁浅动脉及其伴行静脉，斜向外上方向探寻旋髂浅动脉及其伴行的静脉。

观察完毕，将腹壁浅筋膜清除干净。

（四）解剖腹直肌

选择一侧腹直肌鞘，沿中线自上而下切开腹直肌鞘前层，分离前层与腹直肌，并向两侧翻开，仔细查看腱划的结构特点，并察看腹直肌的起止点。钝性分离腹直肌边缘，用拉钩将腹直肌拉向外侧，仔细观察鞘的后层与肌愈着情况以及附近的血管。追踪行走在腹直肌与鞘的后层之间的腹壁上、下动脉，观察其来源、走行、吻合等。脐下 4～5cm 处后层缺如形成弓状线（此线以下，腹直肌直接与腹横筋膜相贴）。

（五）解剖腹直肌外侧的肌肉、血管及神经

稍微剥离腹外斜肌肌纤维部分的筋膜以暴露腹外斜肌，查看腹外斜肌纤维束走向及其移行结构。在髂前上棘和耻骨结节之间感知腹外斜肌腱膜形成的腹股沟韧带，在耻骨结节外上方探查腹股沟管皮下环，仔细辨认皮下环的形态、大小及内、外侧脚的附着点。

沿肋弓下缘自腹直肌外侧缘交肋弓下缘处至腋中线切开腹外斜肌上部，沿腹直肌外侧缘纵行切开腹外斜肌内侧缘并翻向外侧，显露腹内斜肌，注意查看其肌纤维走向及腱膜移行。

沿上述腹外斜肌切口切开腹内斜肌，并沿髂前上棘至腹直肌外侧缘水平切开腹内斜肌并翻向外侧，观察腹横肌纤维走向及其腱膜移行部位。仔细找寻腹内斜肌与腹横肌之间的第 7～11 肋间神经和肋下神经前支及伴行血管，遇到神经血管时勿再分离。在髂嵴内侧探寻旋髂深动脉及其升支，将神经和血管保留在腹横肌表面，观察其位置及走行。

（六）解剖腹股沟区

腹股沟管是精索（或子宫圆韧带）通过的肌肉筋膜裂隙，长 4～5cm，位于腹股沟韧带内侧半上方。在男性标本上找到精索，用手指游离其深面的腹横筋膜，在前上方找到髂腹股沟神经并往下追踪分离，可见其自皮下环穿出并分布于阴囊。在髂腹股沟神经稍上方找到髂腹下神经。在女性标本找到子宫圆韧带，追寻其走行及出腹股沟管浅环后附着的部位。

解剖观察腹股沟管的四壁。

前壁：在前面的操作中已打开。仔细查看精索被前面被覆的诸结构即为腹股沟管前壁，绝大部分为腹外斜肌腱膜，前外侧一小部分为腹内斜肌在腹股沟韧带起点处的纤维。

下壁：提起精索（或子宫圆韧带），可见其下方卷曲呈凹槽状的腹股沟韧带，即腹股沟韧带构成腹股沟管下壁。

上壁：用蚊式止血钳探查腹内斜肌及腹横肌起自腹股沟韧带部分的肌纤维形成的弓状下缘与精索（或子宫圆韧带）的关系，腹内斜肌与腹横肌形成的弓状下缘呈弓形跨越精索（或子宫圆韧带），即为腹股沟管上壁。

后壁：提起精索（或子宫圆韧带），观察其后面被覆的结构绝大部分是腹横筋膜，内侧小部分有腹股沟镰毗邻，故腹股沟管后壁由腹横筋膜、腹股沟镰构成。透过腹横筋膜，可见其深面有黄色腹膜外脂肪（腹膜外筋膜），牵拉精索向外，见腹壁下血管在腹横筋膜表面自腹股沟韧带中点内侧处向内上方走行。

将精索（或子宫圆韧带）拉向外侧，沿腹股沟镰下缘探查其止点，可见其于精索后方止于耻骨梳韧带。在浅环处提起精索，可见浅环的外侧脚发出纤维绕过精索后方，向上内走行，即反转韧带（腹股沟管深环的解剖在下一节打开腹腔后完成）。

提起精索（或子宫圆韧带），在腹股沟韧带中点上方细心探查精索进入腹股沟管的位置及其与腹横筋膜的关系。精索从腹横筋膜深处顶突腹横筋膜进入腹股沟管处即为腹股沟管深环。于此处，一手用刀柄自外向内向腹腔施压，另一手伸入腹腔，在腹前壁内面感受深环的位置，查验其正对着腹股沟外侧窝。

最后解剖观察腹股沟三角，即腹壁下动脉与腹直肌外侧缘和腹股沟韧带内侧半围成的三角形区域。

三、操作注意事项

（1）皮神经不易找寻，常随同皮肤一并切除，可在浅筋膜浅面沿皮神经分布位置与走行方向仔细寻找脂肪中的稍白色的细小结构。

（2）寻找髂腹下神经与髂腹股沟神经时宜在腹外斜肌腱膜深面，贴近腹外斜肌斜向内下进行。

（3）显露察看腹股沟管与腹股沟三角时绝对不能损伤腹壁下血管。

【思考题】

1. 比较腹前外侧壁常用的手术切口（正中切口、旁正中切口、经腹直肌切口、旁腹直肌切口、肋缘下斜切口、麦氏切口）经过的层次、切口的优劣？分析临床胃的手术及未确诊的阑尾炎手术分别在腹壁选择何部位做何切口为宜？

2. 试述腹股沟管的位置、组成及其穿过的结构，分析比较腹股沟斜疝与腹股沟直疝发生的解剖学基础、形态特点以及手术经过的层次。

（万　炜　卢大华）

第六章 腹部（腹膜、腹膜腔、胃、肝）

第一节 概 述

一、实验目的和要求

（1）掌握腹膜的概念及腹膜形成物。

（2）掌握腹膜腔重要间隙的位置、连通及临床意义。

（3）掌握胃的位置、形态与毗邻。掌握胃的血供与神经支配及临床意义。了解胃的静脉回流及淋巴引流。

（4）掌握肝的位置、形态与毗邻。掌握肝门的概念。掌握肝蒂的组成，其主要结构的位置排列关系。

（5）熟悉肝段的概念。了解肝脏的分叶、分段及临床意义。

二、实 验 材 料

（1）标本：打开腹前外侧壁，显示腹膜、腹膜腔的标本。打开腹前外侧壁，显示胃、十二指肠、肝、肝外胆道、胰、脾的腹部标本。游离完整胃标本。游离完整肝标本。

（2）模型：显示腹膜、腹膜腔的模型。显示网膜孔及网膜囊的水平切面和矢状切面模型。肝脏模型。肝段模型（塑料模型）。

（3）操作器械：手术刀柄、刀片、镊子、止血钳、手套、丝线等。

（4）整尸操作标本。

三、实 验 时 间

实验时间为4学时。

第二节 实 验 内 容

一、重 点

（1）腹膜腔的分区与间隙。

（2）胃的位置、形态与毗邻。胃的血供与神经支配。

（3）肝的位置、形态与毗邻。肝门与肝蒂。

二、难　　点

（1）腹膜腔的连通及临床意义。

（2）胃的血供及胃大部切除术的标志。

（3）肝段的概念，肝叶、肝段的划分法。

三、标本及模型观察

（一）腹膜及腹膜腔

腹膜（peritoneum）是衬覆于腹、盆壁内面及腹、盆腔器官表面的一层光滑浆膜，分为相互移行的壁层和脏层，具有分泌、保护、支持和修复等多种功能。壁腹膜与脏腹膜之间或脏腹膜之间相互返折移行，形成了网膜、系膜、韧带等结构。这些结构不仅起着固定和连接器官的作用，也是血管、神经等进入器官的途径。

腹膜腔（peritoneal cavity）是壁腹膜和脏腹膜相互移行构成的腔隙。男性腹膜腔是密闭的，女性腹膜腔则借输卵管、子宫、阴道与外界相通，故女性腹膜腔感染机会比男性多。

腹膜腔借横结肠及其系膜为界分为结肠上区和结肠下区。

取打开腹前外侧壁显示腹膜与腹膜腔的标本（模型），以及显示网膜孔（omental foramen）及网膜囊（ omental bursa）的水平切面和矢状切面模型，从上往下，由浅入深观察。

1. 观察结肠上区　结肠上区指位于膈与横结肠及其系膜之间的区域。

（1）观察器官及韧带：肝（liver）大部分位于右季肋区（right hypochondriac region）和腹上区（epigastric region），小部分位于左季肋区（left hypochondriac region）。将膈向右上翻，可见肝的膈面借镰状韧带（falciform ligament）和冠状韧带（coronary ligament）连于腹前外侧壁和膈，镰状韧带将肝分为左、右两叶，其游离缘内含肝圆韧带。冠状韧带由膈下面返折至肝膈面所形成的前、后两层腹膜所组成。将肝翻起，可见连于肝门与胃小弯之间的肝胃韧带（hepatogastric ligament）及连于肝门（porta hepatis）与十二指肠上部的肝十二指肠韧带（hepatoduodenal ligament）。肝胃韧带和肝十二指肠韧带合称为小网膜（lesser omentum）（图 6-1），系双层腹膜结构。肝的脏面还可见胆囊（gallbladder），胆囊底突出肝的前缘。胃（stomach）在肝的左下方，位于腹上区和左季肋区。胃的右上缘为胃小弯，有小网膜附着；左下缘为胃大弯，有大网膜（greater omentum）附着。胃的上端借贲门接食管腹部，下端借幽门接十二指肠上部。十二指肠和胰大部分贴于腹后壁，因其位置深，后面再观察。脾（spleen）位于左季肋区，连于胃底和胃大弯上份与脾门（helium of spleen）之间有胃脾韧带（gastrosplenic ligament），连于脾门与左肾前面之间有脾肾韧带（splenorenal ligament）。

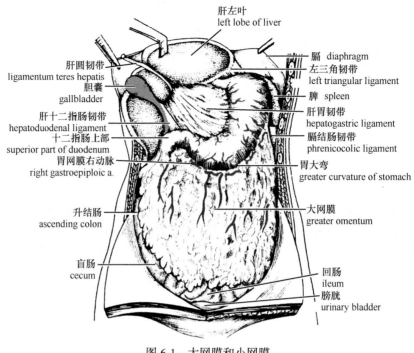

图 6-1　大网膜和小网膜

（2）观察膈下间隙：膈下间隙（subphrenic space）位于膈与横结肠及其系膜之间。将膈向上翻，用右手伸入位于镰状韧带与右冠状韧带之间的间隙，此间隙称右肝上间隙。右肝上间隙以冠状韧带为界分为三个间隙，冠状韧带前方的是右肝上前间隙；冠状韧带后方的是右肝上后间隙；冠状韧带前、后两层之间无腹膜覆盖的"肝裸区（bare area of liver）"与膈之间的是膈下腹膜外间隙，此间隙是临床 PTC（经皮肝穿刺胆道造影）的进针部位。再将手伸入镰状韧带左侧，位于左冠状韧带与镰状韧带之间的间隙称左肝上前间隙；用手经网膜囊向后上方摸到膈与肝左叶之间，位于左冠状韧带后方的间隙，此为左肝上后间隙。将肝向上翻，触摸位于小网膜右侧、肝右叶下方的右肝下间隙［又称肝肾隐窝（hepatorenal recess)]，是仰卧位腹膜腔的最低部位）以及位于小网膜前方的左肝下前间隙和位于小网膜后方的左肝下后间隙（即网膜囊）。

（3）观察网膜孔及网膜囊：在肝十二指肠韧带的右后方有网膜孔，用左手示指沿肝十二指肠韧带后方向左可插入网膜孔。在显示网膜孔及网膜囊的水平切面（图 6-2）和矢状切面（图 6-3）模型上观察，肝十二指肠韧带内有胆总管（common bile duct）、肝固有动脉（proper hepatic artery）和肝门静脉（hepatic portal vein）这三个重要结构通过；胆总管位于右前方，肝固有动脉位于左前方，肝门静脉位于两者的后方。观察网膜孔的境界，其上界是肝尾状叶，下界是十二指肠上部，前界是肝十二指肠韧带，后界是下腔静脉及其前面的壁腹膜。观察网膜囊的境界，网膜囊上壁为肝尾叶及膈下方的腹膜；下壁为大网膜前、后叶的反折部；前壁由上向下依次为小网膜、胃后壁腹膜和胃结肠韧带（gastrocolic ligament）；后壁由下而上依次是横结肠、横结肠系膜及覆盖胰、左肾、左肾上腺等处的腹膜。网膜囊左界为胃脾韧带和脾肾韧带；右侧有网膜孔通向大腹膜腔。

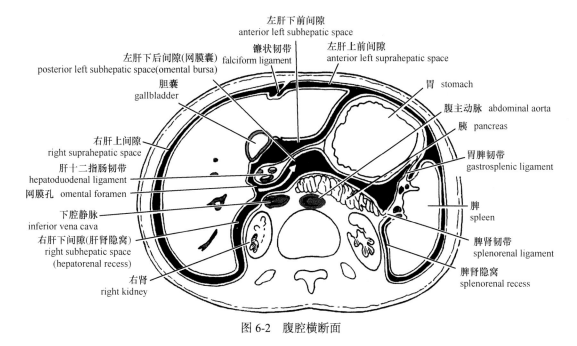

图 6-2 腹腔横断面

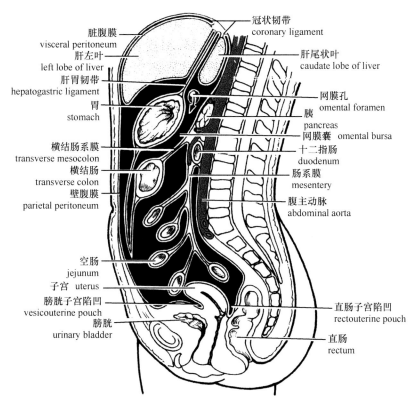

图 6-3 女性腹腔正中矢状面腹膜与腹膜腔示意图

2.观察结肠下区及盆腔 结肠下区指位于横结肠及其系膜与小骨盆上口之间的区域。

（1）观察大网膜及器官：在胃大弯侧可见大网膜（图 6-1）形似围裙向下悬垂至骨盆上口处，覆盖于空肠、回肠和横结肠的前方。大网膜系四层腹膜结构，成人大网膜的四层愈着在一起，覆盖于腹腔器官的前面，起着重要的生理作用；而小儿大网膜较短，当阑尾或下腹部器官病变穿孔时，不易被大网膜局限，常形成弥漫性腹膜炎。提起大网膜的游离缘，将大网膜向上翻起，可见其附于横结肠，并向上移行于横结肠系膜。翻开大网膜，可见空、回肠位于中、下腹部，空肠主要位于腹腔左上部，肠袢多横行走向，翻认肠袢可见其上端借十二指肠空肠曲（duodenojejunal flexure）连接十二指肠；回肠主要位于腹腔右下部，小部分位于盆腔，肠袢多纵行走向，可见其末端在右髂窝处连于盲肠。将空、回肠推向一侧，可见空、回肠借腹膜形成的（小）肠系膜固定于腹后壁；提起空、回肠和（小）肠系膜，观察（小）肠系膜根的走向，可见它从第 2 腰椎左侧斜向右下，止于右骶髂关节的前方。在右髂窝处先找到盲肠，在其下端再找到阑尾，提起阑尾，可见三角形的阑尾系膜，在系膜游离缘处观察阑尾血管。

结肠位于空、回肠四周。升结肠一般无系膜，位于腹后壁右侧，上行达肝右叶下方，向左侧横行续于横结肠，此转折处形成结肠右曲；横结肠在左季肋区脾的下方向下与降结肠相续，此处折转形成结肠左曲。提起横结肠，可见其有系膜附于腹后壁。降结肠无系膜，于腹后壁左侧下行，在左髂窝处续于乙状结肠。提起乙状结肠，可见乙状结肠有系膜将其固定于左髂窝及盆腔左后壁。

直肠位于盆腔后部，腹膜在男性直肠与膀胱之间形成直肠膀胱陷凹；在女性膀胱与子宫之间形成膀胱子宫陷凹，在直肠与子宫之间形成直肠子宫陷凹（Douglas 腔），直肠子宫陷凹是直立位女性腹膜腔的最低部位，腹膜腔的积液常积聚于此，且此陷凹紧邻阴道后穹隆，故女性此陷凹积液或积脓时，可经阴道后穹隆穿刺进行诊治。腹膜自子宫前、后面及侧缘向两侧延伸至盆腔侧壁，形成双层腹膜皱襞，称子宫阔韧带。

（2）观察肠系膜窦和结肠旁沟：结肠下区以升结肠、降结肠和肠系膜根为标志分为四个间隙。将空、回肠及其系膜推向左侧，可见（小）肠系膜根，其与升结肠、横结肠及其系膜右半部之间共同围成的是右肠系膜窦（right mesenteric sinus），呈三角形。将小肠全部推向右侧，可见（小）肠系膜根、横结肠及其系膜的左半部、降结肠与乙状结肠及其系膜之间共同围成的是左肠系膜窦（left mesenteric sinus），呈四边形，此窦通向盆腔（图 6-4）。在升结肠的右侧有右结肠旁沟（right paracolic sulcus），用手指沿此沟向上通右肝下间隙（肝肾隐窝），向下经右髂窝达盆腔。在降结肠的左侧有左结肠旁沟（left paracolic sulcus），用手指沿此沟向上被膈结肠韧带阻挡，故向上不能直接与膈下间隙相通，向下则可经左髂窝达盆腔。

（二）结肠上区的器官

位于结肠上区的器官，我们主要介绍胃、肝、肝外胆道（extrahepatic bile ducts）和脾。十二指肠（duodenum）和胰（pancreas）虽然大部分位于腹膜后隙（retroperitoneal space），但为了学习和应用的方便，并入结肠上区介绍。

1. 胃　观察胃的位置与形态、毗邻、血供、神经及淋巴。

（1）位置与形态：取打开腹前外侧壁显示腹膜与腹膜腔的标本观察，于左季肋区和腹上区找到胃，充分暴露全胃，并结合游离完整胃标本一并观察。首先观察胃的大体形态，依次找到胃前壁、胃后壁、胃小弯、胃大弯、贲门部、胃底、胃体、幽门部等结构，在幽门部还可摸到较硬的幽门括约肌。同时观察肝胃韧带、胃结肠韧带、胃膈韧带

（gastrophrenic ligament）、胃脾韧带、胃胰韧带（gastropancreatic ligament）等结构。

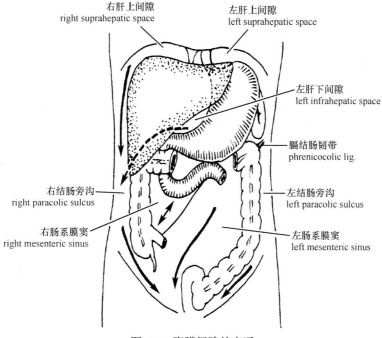

图 6-4 腹膜间隙的交通

（2）毗邻：胃前壁上部左侧邻膈，右侧邻左半肝，下部与腹前壁（称胃游离区或胃三角）相贴；胃后壁隔网膜囊与胰、脾、左肾上腺、左肾、横结肠及其系膜相邻，这些器官共同形成"胃床（stomach bed）"（图 6-5）。

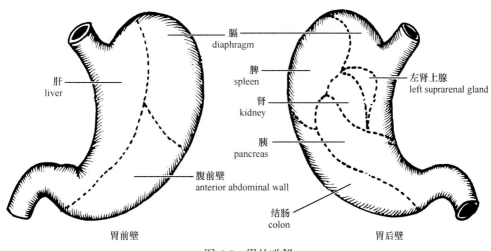

图 6-5 胃的毗邻

（3）血供：用力向上翻起肝前缘，暴露胃小弯侧的小网膜，在小网膜的双层腹膜结构中找到胃左动脉（left gastric artery）及其伴行的胃左静脉（left gastric vein）（又称胃冠状静脉），观察胃左动脉在贲门处发出的食管支，其主干沿胃小弯从左向右行，并发出5～6支分支至胃前、后壁。继而在胃小弯靠近幽门部找到胃右动、静脉（right gastric artery and vein）并追踪观察其行程，可见胃右动脉沿胃小弯从右向左行，与胃左动脉在胃小弯侧吻合成动脉弓（图 6-6）。胃左动脉的第 1 胃壁支与第 2 胃壁支之间常作为胃大部切除术时在小弯侧切断胃壁的标志。再将胃适度拉下左下方，观察胃左动脉起自腹腔干（celiac trunk）的行程，并注意胃左静脉经腹腔干前方行向右下注入肝门静脉。

在大网膜中找到与胃大弯平行的胃网膜左动脉（left gastroepiploic artery），可见其沿胃大弯从左向右行，观察胃网膜左动脉时应向左侧追踪至脾门处，找到脾动脉（splenic artery）；同时注意由脾动脉或其脾支发出的胃短动脉（short gastric artery），观察并追踪其经胃脾韧带分布于胃底的情况。胃网膜左动脉的第 1 胃壁支与胃短动脉之间常作为胃大部切除术时在大弯侧切断胃壁的标志。胃网膜右动脉（right gastroepiploic artery）沿胃大弯从右向左行，行程中与胃网膜左动脉吻合成动脉弓。在观察胃网膜左静脉（left gastroepiploic vein）和胃网膜右静脉（right gastroepiploic vein）时应注意其分别注入脾静脉和肠系膜上静脉的行程。

（4）神经：向前上方拉开肝左叶，在食管腹段前面的腹膜内找到迷走神经前干，观察其在贲门附近分出的肝支与胃前支。胃前支沿胃小弯右行，沿途发出的分支分布于胃前壁，最后于角切迹附近形成"鸦爪"形分支分布于幽门部的前壁（图 6-7）。将胃向上翻起，提起食管腹段，在其右后方找到迷走神经后干，追踪它在贲门附近分出的腹腔支和胃后支。腹腔支在食管腹段的右后方走行加入腹后壁的腹腔丛；而胃后支沿胃小弯深面右行向幽门部，胃后支沿途发出的分支分布于胃后壁，最后也以"鸦爪"形分支终止于幽门部后壁。

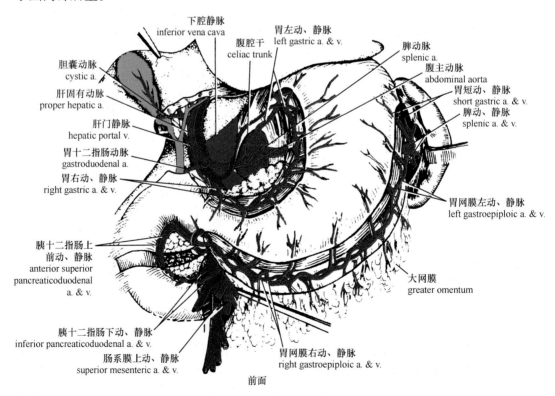

前面

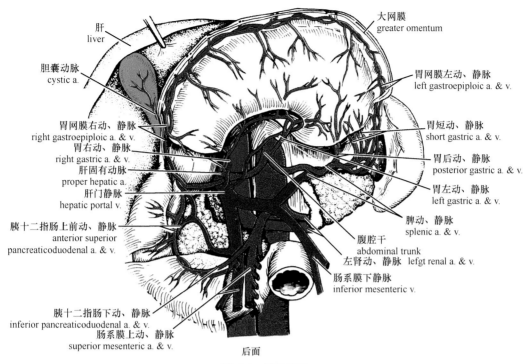

图 6-6 胃的动脉

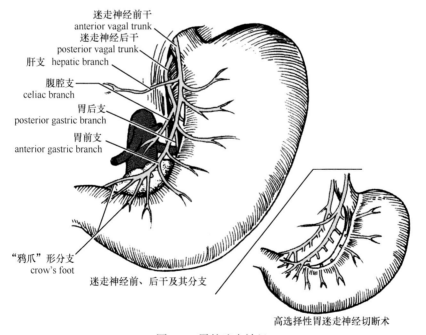

图 6-7 胃的迷走神经

(5) 淋巴：在胃小弯侧找到沿胃左血管排列的胃左淋巴结，沿胃右血管排列的胃右淋巴结。在胃大弯侧找到沿胃网膜左血管排列的胃网膜左淋巴结，沿胃网膜右血管排列的胃网膜右淋巴结。在幽门上、下方找到幽门上、下淋巴结（图6-8）。

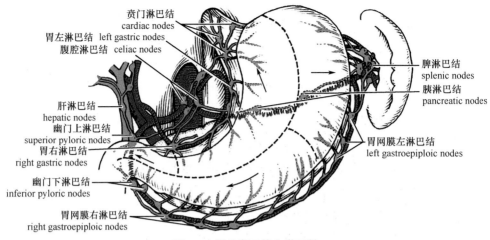

图 6-8　胃的淋巴管和淋巴结

2. 肝　观察肝的位置、毗邻、韧带、肝门与肝蒂 (hepatic pedicle)。

(1) 位置：肝大部分位于右季肋区和腹上区，小部分位于左季肋区。肝上界与膈穹隆一致；肝下界在右侧与右肋弓一致，中部位于剑突下 2 ～ 3cm，左侧被肋弓掩盖。临床诊断肝增大应结合肝的上界和下界。

(2) 毗邻：肝的膈面邻膈及膈上方的胸膜腔、右肺底和心包膈面，故肝脓肿可与膈粘连，甚至可穿破膈入胸膜腔。肝的脏面毗邻复杂，除胆囊窝容纳胆囊 (gallbladder)、下腔静脉肝后段行径腔静脉沟外，肝左叶下邻胃前壁，后上部邻接食管腹部；肝右叶前部邻接结肠右曲，中部邻接十二指肠上曲，后部邻接右肾和右肾上腺。

(3) 韧带：在胃小弯侧可见肝胃韧带、肝十二指肠韧带；结合离体完整肝标本，在肝的膈面找到镰状韧带、肝圆韧带、冠状韧带，左、右三角韧带 (left and right triangular ligaments) (图 6-9)。

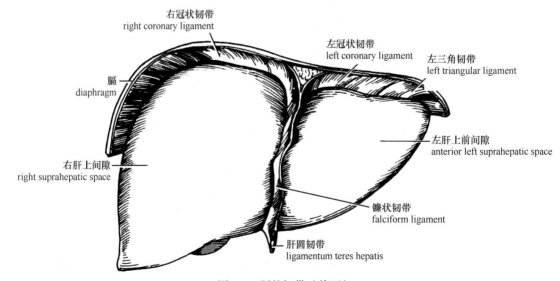

图 6-9　肝的韧带（前面）

（4）肝门与肝蒂：取离体完整肝标本观察肝门与肝蒂（图 6-10）。肝门（或第一肝门）即肝脏面的横沟，在此区域注意观察出入肝门的肝外胆道、肝固有动脉、肝门静脉等结构的位置关系。出入第一肝门的肝管、肝固有动脉及其分支、肝门静脉及其分支、淋巴管和神经等共同被结缔组织包绕构成肝蒂。观察肝蒂内主要结构的毗邻关系：在肝门处，肝左、右管（left and right hepatic ducts）在前，肝固有动脉的左、右支居中，肝门静脉的左、右支在后；在肝十二指肠韧带内，胆总管位于右前，肝固有动脉位于左前，肝门静脉在两者的后方。在肝蒂中，肝左、右管的汇合点最高，肝门静脉的分叉点次之，肝固有动脉的分叉点最低。

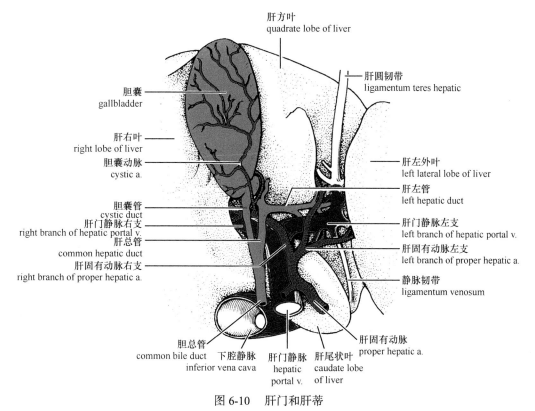

图 6-10　肝门和肝蒂

（5）分叶分段：肝内管道分为 Glisson 系统和肝静脉系统。Glisson 系统是由血管周围纤维囊（Glisson 囊）包绕肝门静脉、肝固有动脉和肝管形成，肝门静脉、肝固有动脉在肝内逐级分支与肝内胆管伴行。根据 Glisson 系统在肝内的分支并结合肝的外形，常将肝分为五叶八段：尾状叶（段Ⅰ）；左外叶分上段（段Ⅱ）和下段（段Ⅲ）；左内叶（段Ⅳ）；右前叶分上段（段Ⅷ）和下段（段Ⅴ）；右后叶分上段（段Ⅶ）和下段（段Ⅵ）。以此作为临床肝叶或肝段切除的解剖学基础。结合肝段（segments of the liver）模型观察，在肝左外叶段间裂内找到肝左静脉（left hepatic vein），在肝正中裂内找到肝中静脉（intermediate hepatic vein），在肝右叶间裂内找到肝右静脉（right hepatic vein），再追踪此三静脉汇入处。肝静脉系统的各级属支行于肝段之间，最终汇集为肝左、中、右静脉，在腔静脉沟的上端注入下腔静脉。

第三节 解剖操作

一、操作要点

腹膜形成物；腹膜腔重要间隙的位置、连通；胃的血管、神经及淋巴；肝的血管。

二、操作步骤

（一）标本体位

标本（打开腹前外侧壁，显示腹膜、腹膜腔的标本）取仰卧位。

（二）探查腹膜腔及器官

1. 探查网膜孔及网膜囊边界 于肝十二指肠韧带右侧游离缘的后方可扪及能容纳一示指的孔，即网膜孔，用左手示指沿肝十二指肠韧带后方向左可伸入网膜孔内，并探查孔的境界，此孔通网膜囊（又称小腹膜腔）。网膜孔上界是肝尾状叶，下界是十二指肠上部，前界是肝十二指肠韧带，后界是下腔静脉及其前面的壁腹膜。于在网膜囊内向各方触摸网膜囊的前、后、上、下壁以及左、右侧界。网膜囊上壁为肝尾叶及膈下方的腹膜；下壁为大网膜前、后叶的反折部；前壁由上向下依次为小网膜、胃后壁腹膜和胃结肠韧带；后壁由下而上依次是横结肠、横结肠系膜及覆盖胰、左肾、左肾上腺等处的腹膜。网膜囊左界为胃脾韧带和脾肾韧带；右侧有网膜孔通向大腹膜腔。

2. 探查胃的位置与毗邻 胃空虚时大部分（3/4）位于左季肋区，小部分（约1/4）位于腹上区；胃前壁上部右侧被左半肝覆盖，上部左侧为膈，下部直接邻腹前壁（称胃游离区）。将肝尽量向上推，将胃向下拉，观察位于肝与胃、肝与十二指肠起始部之间的双层腹膜结构小网膜。其中位于肝与胃小弯之间的部分为肝胃韧带；而连于肝与十二指肠起始部之间的部分为肝十二指肠韧带，其内有出入肝门的血管、神经、胆管等。连于胃大弯与横结肠之间的部分大网膜为胃结肠韧带；连于胃大弯与脾门之间的腹膜即胃脾韧带。沿胃大弯下方 1 ～ 2cm 处将胃结肠韧带切开一个小口（注意勿损伤沿胃大弯走行的胃网膜左、右动脉），探查胃后壁毗邻。将右手指伸入网膜囊内，扩大切口，直至右手能全部伸入网膜囊内为止。胃后壁隔网膜囊与胰、脾、左肾、左肾上腺、横结肠及其系膜（统称为"胃床"）相邻。

3. 探查肝的位置与毗邻 肝大部分位于右季肋区和腹上区，被肋弓及膈肌所掩盖，小部分位于左季肋区。肝上界与膈穹隆一致，下界在右侧与右肋弓一致，中部位于剑突下 2 ～ 3cm，左侧被肋弓掩盖。肝的膈面邻膈及膈上方的胸膜腔、右肺底和心包膈面。用手触摸附于肝膈面呈矢状位的镰状韧带及位于其游离缘内的肝圆韧带，沿着肝的膈面向后即可扪及呈冠状位的冠状韧带的前层和两侧的左、右三角韧带。将手指从肝右叶的后方伸入触及冠状韧带的后层，它从肝到膈再沿腹后壁反折到右肾的上部。肝的脏面，肝左叶下邻胃前壁，后上部邻接食管腹部；肝右叶前部邻接结肠右曲，中部邻接十二指肠上曲，后部邻接右肾和右肾上腺；胆囊位于肝右叶的脏面，胆囊底四面均有腹膜包被，但体、颈均紧贴于肝的下面，只有下面及两侧有腹膜覆盖。

（三）解剖胃的血管、神经及淋巴

尽量将肝向上拉起，以暴露位于胃小弯侧的小网膜。显露小网膜如有困难，可沿镰状韧带左侧将肝左叶作部分切除。沿胃小弯中点切开小网膜前层，找到胃左动脉。沿胃小弯向左上方修洁追踪该动脉及其伴行的胃冠状静脉至贲门。注意沿胃左动脉附近分布的胃左淋巴结，分离 1～2 个。自贲门处追踪胃左动脉至腹腔干，注意不要损伤周围的腹腔神经丛。追踪胃冠状静脉沿胃小弯至贲门后折向右注入肝门静脉。沿胃小弯向右分离出胃右动、静脉及沿两者排列的胃右淋巴结。自幽门处追踪胃右动脉至肝固有动脉。在贲门前方的浆膜下，找到迷走神经前干，向上贴食管腹部前方分离此神经，同时在它后方可分离出迷走神经后干。在距胃大弯中份的下方约 1cm 处，横行剖开大网膜，找到位于其内的胃网膜左动脉及胃网膜右动脉，两者相互吻合。在脾门处解剖胃脾韧带，寻找由脾动脉发出行向胃底的胃短动脉。

（四）解剖肝总动脉及其分支

从腹腔干向右，分离出肝总动脉，可见肝总动脉在十二指肠上部的上方分为上、下两支。解剖出行于十二指肠上部后方的胃十二指肠动脉和行于肝十二指肠韧带内的肝固有动脉。胃十二指肠动脉经十二指肠上部的后方，分出胃网膜右动脉及胰十二指肠上动脉。胃网膜右动脉较粗，沿胃大弯的大网膜前两层之间走向左侧，与胃网膜左动脉相吻合；胰十二指肠上动脉走行于胰头与十二指肠降部之间的沟内。肝固有动脉沿胆总管的左侧、肝门静脉的前方走向肝门，小心分离出其在肝门处分出的肝左、右支。

三、操作注意事项

切开胃结肠韧带时注意勿损伤沿胃大弯走行的胃网膜左、右动脉。切开肝十二指肠韧带时注意勿伤及其内的肝固有动脉、胆总管及肝门静脉。

【思考题】
1. 胃前、后壁溃疡穿孔胃内容物的流向如何？
2. 某患者确诊胃溃疡大出血，拟行胃大部切除 - 胃空肠吻合术。请问：
（1）简述胃的位置。
（2）手术中鉴别空肠起始处的标志是什么？
（3）术中应切断哪些韧带，结扎哪些血管？
（4）胃小弯和胃大弯侧切除的血管标志是什么？
（5）为什么术中不能过度牵拉胃体？

（王　莉）

第七章 腹部（十二指肠、肝外胆道、胰、脾）

第一节 概　　述

一、实验目的和要求

（1）掌握十二指肠的形态、位置、毗邻；掌握十二指肠的分部及各部与腹膜的关系；掌握十二指肠悬韧带的位置及临床意义。

（2）掌握肝外胆道的组成；掌握胆囊三角的构成及其临床意义；掌握胆总管的分段与毗邻。

（3）掌握脾的位置与毗邻；熟悉脾的韧带及血供。

（4）熟悉胰的分部、各部的位置与毗邻。

二、实验材料

（1）标本：打开腹前外侧壁，显示胃、十二指肠、肝、肝外胆道、胰、脾的腹部标本。肝外胆道系统标本。游离十二指肠标本。游离完整脾标本。腹部深层标本（去掉腹腔大部分器官，保留十二指肠、胰、胆总管、门静脉、肾及肾上腺的标本）。

（2）模型：十二指肠、胰、脾模型。

（3）操作器械：手术刀柄、刀片、镊子、止血钳、手套、丝线等。

三、实验时间

实验时间为 4 学时。

第二节 实验内容

一、重　　点

（1）十二指肠的形态、位置。

（2）肝外胆道的组成，胆囊三角。

（3）胰的位置、毗邻。

（4）脾的位置、毗邻，脾的韧带。

二、难　　点

（1）十二指肠的分部与毗邻。

（2）胆总管的分段，各段的毗邻及临床意义。

（3）胰的分部与毗邻。

三、标本及模型观察

（一）十二指肠

观察十二指肠的位置、形态、分部与毗邻。

1. 位置与形态　取打开腹前外侧壁，显示胃、十二指肠、肝、肝外胆道、胰、脾的腹部标本上观察，十二指肠介于胃和空肠之间，长 20～25cm，呈 "C" 字形包绕胰头。位于腹后壁上部，邻接第 1～3 腰椎，大部分为腹膜外位器官。

2. 分部与毗邻　根据十二指肠各部走向不同，将其分为十二指肠上部（superior part of duodenum）、降部（descending part of duodenum）、水平部（horizontal part of duodenum）和升部（ascending part of duodenum）四部分。

（1）十二指肠上部（第一段）：长约 5cm，起自胃幽门，呈水平位向右后方走行，至肝门下方折转向下，移行为降部。此部近侧前壁是十二指肠溃疡好发部位。在十二指肠上部的上方为肝方叶和肝十二指肠韧带，下方为胰头，前方有胆囊，后方有胃十二指肠动脉、胆总管十二指肠后段、肝门静脉。

（2）十二指肠降部位（垂直部或第二段）：长 7～7.5cm，沿第 2 腰椎右侧下行至第 3 腰椎下缘急转向左（形成十二指肠下曲）移行为水平部。其前方为横结肠及其系膜；后方为右肾门、右肾血管及右输尿管起始部；后内侧为胆总管；内侧为胰头；外侧为升结肠。观察已被切开的十二指肠降部，可见其内有许多环形皱襞，在降部的后内侧壁中、下 1/3 交界处有一条纵襞，纵襞下端形成一突出，称十二指肠大乳头（major duodenal papilla），为肝胰壶腹的开口处（图 7-1）。

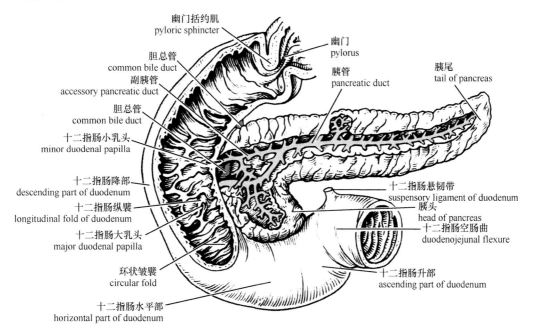

图 7-1　十二指肠大乳头

（3）十二指肠水平部（横部或第三段）：长 10～12cm，自右向左横过第 3 腰椎，于第 3 腰椎左侧续于升部。其上方为胰头、胰颈和胰体右段；下方为空肠袢；后方为右输尿管、下腔静脉和腹主动脉；前方为横结肠及肠系膜上动脉、静脉。此段介于肠系膜上动脉与腹主动脉所形成的夹角中，正常人此夹角一般大于 28°，当某些因素导致该夹角小于 18° 时，可形成肠系膜上动脉压迫综合征（良性十二指肠淤滞征）。

（4）十二指肠升部（第四段）：长 2～3cm，由水平部开始沿脊柱左侧上升至第 2 腰椎左侧急转向前下，形成十二指肠空肠曲。观察十二指肠悬韧带（图 7-2），找到横结肠及十二指肠空肠曲，可见从横结肠系膜根下面连于十二指肠空肠曲左缘的腹膜皱襞，其深面是起固定作用的十二指肠悬韧带。十二指肠悬韧带是手术时确认空肠起始部的重要标志。

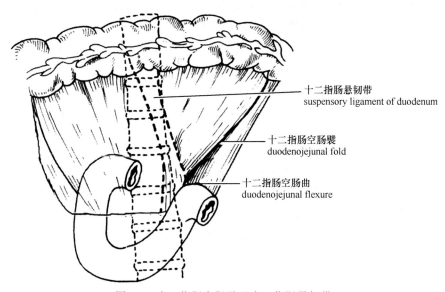

十二指肠悬韧带
suspensory ligament of duodenum

十二指肠空肠襞
duodenojejunal fold

十二指肠空肠曲
duodenojejunal flexure

图 7-2　十二指肠空肠襞及十二指肠悬韧带

3. 血管、淋巴和神经

（1）血管：由胰十二指肠上动脉、胰十二指肠下动脉分支供血。胰十二指肠上动脉来自胃十二指肠动脉，在十二指肠上部后方分为前、后两支，分别沿十二指肠与胰头之间的前、后方下行；胰十二指肠下动脉来自肠系膜上动脉，也分为前、后两支上行，在十二指肠降部内侧与胰十二指肠上前、后动脉吻合成前弓和后弓，再从弓上发出小分支，供应十二指肠和胰头血液。十二指肠静脉与同名动脉伴行，汇入肠系膜上静脉、肝门静脉。

（2）淋巴：十二指肠淋巴均回流至胰十二指肠前、后淋巴结。

（3）神经：十二指肠神经来自肠系膜上丛、肝丛和腹腔丛。

（二）肝外胆道

肝外胆道指胆汁从肝内胆管流出后至流入到十二指肠腔之前所经过的管道，包括肝管（肝左、右管）（hepatic duct）、肝总管（common hepatic duct）、胆囊和胆总管（图 7-3）。

1. 肝管与肝总管

（1）肝管：肝内胆管汇合成肝左、右管，肝左、右管在肝门处汇合成肝总管。肝右管起自肝门的后上方，较短粗，与肝总管的夹角较大；肝左管横行于肝门左半，较细长，与肝总管的夹角较小。

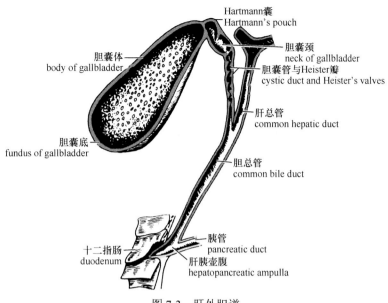

图 7-3 肝外胆道

（2）肝总管：长约 3cm，上端由肝左、右管合成，下端与胆囊管（cystic duct）汇合成胆总管。肝总管前面有时有肝右动脉或胆囊动脉越过，临床上进行肝或胆道手术时应予以留意。

2. 胆囊

（1）形态与分部：胆囊为梨形的囊状器官，借疏松结缔组织附着于肝脏面的胆囊窝内，分为底、体、颈、管四部分。胆囊底稍突出于肝下缘，其体表投影为腹直肌外缘与右肋弓相交处（或右锁骨中线交右肋弓处），胆囊炎时，此处可出现压痛（Murphy 征阳性）。胆囊管续接胆囊颈，与肝总管汇合成胆总管，近胆囊颈的一段有螺旋状的黏膜皱襞（Heister 瓣），胆囊结石常嵌于此，而致胆囊炎或胆囊积液。

（2）毗邻：上方为肝；下后方为十二指肠上部及横结肠；左为胃幽门；右为结肠右曲；前为腹前壁。

（3）血管：由肝固有动脉右支发出的胆囊动脉供血。胆囊动脉多行走于由胆囊管、肝总管和肝脏面（肝门）所围成的胆囊三角（Calot 三角）中（图 7-4）。临床常以胆囊三角作为术中寻找胆囊动脉的标志。胆囊动脉常有变异，起点多源，常行经肝总管或胆总管前方，临床上进行肝或胆道手术时应予以留意。胆囊静脉比较分散，胆囊与肝间有数条小静脉相通，胆囊下面的小静脉一般汇入肝门静脉。

3. 胆总管　胆总管长 7 ～ 8cm，直径 0.6 ～ 0.8cm，行于肝十二指肠韧带内。根据胆总管的行程可将其分为四段。

（1）十二指肠上段（第一段）：胆总管起始部至十二指肠上部上缘，长 2.5 ～ 5cm，位于网膜孔前方的肝十二指肠韧带右缘。胆总管切开探查引流术多选择此段（术中应以带针头注射器穿刺来确定胆总管）。此段胆总管左侧是肝固为动脉，后方为肝门静脉。肝十二指肠韧带内的胆总管、肝固有动脉、肝门静脉临床上俗称"三只老虎"。

（2）十二指肠后段（第二段）：位于十二指肠上部后方。此段胆总管前方邻十二指肠上部，左后方为下腔静脉，左侧为肝门静脉、胃十二指肠动脉，右后方有网膜孔。故手术中可经网膜孔向前提摸此段有无结石存在。

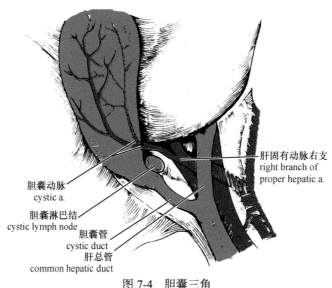

图 7-4　胆囊三角

（3）胰腺段（第三段）：位于胰头后方的胆总管部分。此段胆总管前外侧是十二指肠降部，前方是胰头，故胰头癌时可压迫此段致阻塞性黄疸。

（4）十二指肠壁段（第四段）：斜穿十二指肠降部后内侧壁中，长 1.5～2.0cm，与胰管汇合扩大成肝胰壶腹（hepatopancreatic ampulla）（Vater 壶腹），壶腹周围及附近有 Oddi 括约肌，并突向肠腔形成纵襞，在下端形成十二指肠大乳头。当肝胰壶腹及十二指肠大乳头开口处被肿瘤压迫或结石嵌顿时，可发生胆汁性胰腺炎或胆囊炎。

（三）胰

位于腹后壁，横过第 1～2 腰椎前方，在腹前壁体表投影约相当于脐上 5cm 至脐上 10cm 处。

1. 分部与毗邻　胰可分为胰头（head of pancreas）、胰颈（neck of pancreas）、胰体（body of pancreas）、胰尾（tail of pancreas）四部分（图 7-5）。

（1）胰头：位于第 2 腰椎的右侧，其上、右、下三面均被十二指肠环抱；前面有横结肠系膜根及横结肠；后面有胰十二指肠上后动脉及胆总管，并借疏松结缔组织与下腔静脉、右肾静脉相邻。故胰头癌或慢性胰腺炎时，可致进行性无痛性黄疸、肠梗阻、腹水和下肢水肿。

（2）胰颈：为胰头与胰体之间较狭窄的部分。其前上方为胃幽门部；后面为肠系膜上静脉，且与脾静脉汇合成肝门静脉的起始部。此段狭窄而扁薄，手术时常在此处切断胰腺，且以肠系膜上血管为术中识别胰颈的标志。

（3）胰体：位于第 1 腰椎平面，随椎体凸向前方。前隔网膜囊邻胃后壁；后邻主动脉腹部、左肾上腺、左肾、左肾蒂、脾静脉及肠系膜下静脉；上缘邻腹腔干和腹腔丛，并有脾动脉沿此缘向左走行；下缘邻十二指肠空肠曲和空肠。临床上胃癌或胃溃疡穿孔常与胰腺粘连。

（4）胰尾：为胰左端狭细部分。下方邻结肠左曲；后面邻左肾、左肾上腺；前面邻脾动脉、静脉。临床上行脾切除手术结扎脾蒂时，注意勿损伤胰尾。

2. 胰管和副胰管　胰管（pancreatic duct）自胰尾沿胰长轴向右行于胰实质内，横贯胰腺全长，收纳各小叶导管，通常与胆总管汇合成肝胰壶腹，并开口于十二指肠大乳头；副胰管（accessory pancreatic duct）位于胰头上部，引流胰头前上部的胰液，开口于十二指肠小乳头。副胰管大多与胰管有交通，胰管末端发生梗阻时，胰液可经副胰管流入十二指肠。

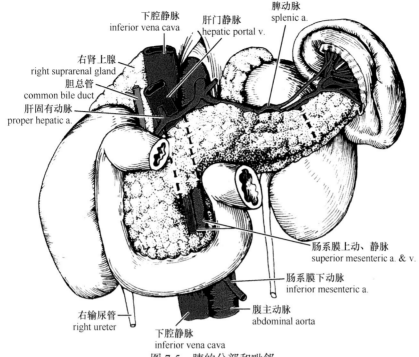

图 7-5　胰的分部和毗邻

3. 血管及淋巴结、淋巴管　胰的血供非常丰富,来自胰十二指肠上前、后动脉,胰十二指肠下动脉,胰背动脉,胰下或胰横动脉,脾动脉胰支及胰尾动脉,且这些分支在胰内相互吻合成网(图 7-6);伴行的静脉主要汇入肝门静脉系统;胰的淋巴起自腺泡周围的毛细淋巴管,在小叶间形成较大淋巴管,沿血管走行至胰表面,注入胰上、下淋巴结和脾淋巴结,最后注入腹腔淋巴结和肠系膜淋巴结,一部分至左腰淋巴结;因此,胰头癌时,如腹腔淋巴结和肠系膜上淋巴结已被侵及,说明癌已扩散。

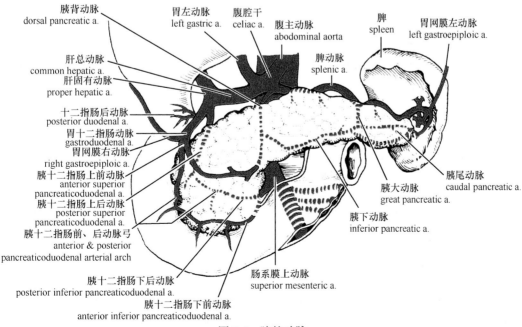

图 7-6　胰的动脉

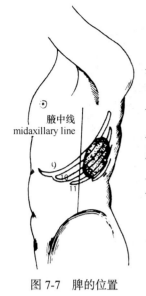

腋中线
midaxillary line

图 7-7 脾的位置

（四）脾

脾位于左季肋区的肋弓深处（图 7-7），其长轴与左侧第 10 肋一致。在腹部标本上找到脾，观察其周围的韧带，如胃脾韧带、脾肾韧带、脾结肠韧带、膈脾韧带（phrenicosplenic ligament）等。辨认脾的毗邻，其膈面与膈相邻；脏面邻接胰尾，前上方与胃相邻，后下方邻左肾、左肾上腺，下方与结肠左曲相接。结合游离完整脾标本，确认脾的前、后端、上、下缘、膈面及脏面，找到位于脾上缘的脾切迹。注意脾门处的结构，分清脾动脉、脾静脉（splenic vein），并注意有无副脾（accessory spleen）的存在。

第三节　解剖操作

一、操作要点

十二指肠上部后方毗邻的结构；胆囊，胆囊三角；胆总管；胰管；脾动脉。

二、操作步骤

（一）标本体位

标本（打开腹前外侧壁，显示腹膜、腹膜腔的标本）取仰卧位。

（二）解剖十二指肠后方结构

沿十二指肠降部右缘切开腹膜，将十二指肠连同胰头向左翻开，剥离十二指肠上部后方的肝门静脉、胆总管和胃十二指肠动脉等结构。沿十二指肠降部左侧向下追踪胆总管，一直到其穿入十二指肠降部与胰管合并处。最后剥离十二指肠各部和胰后方各结构，自右往左为右肾、下腔静脉、腹主动脉、左肾及左肾上腺等。

（三）解剖胆囊、肝管及胆总管

从肝脏面的胆囊窝内将胆囊稍加分离，辨认胆囊的底、体、颈、管各部。顺着胆囊颈分离出胆囊管，可见胆囊管与肝总管汇合成胆总管。分离构成胆囊三角的胆囊管、肝总管，在胆囊三角内寻找胆囊动脉并追踪其发出的部位。纵行剖开肝十二指肠韧带，用剪刀或镊子分离出胆总管，可见胆总管沿肝固有动脉的右侧，肝门静脉的前方下行。再沿肝总管起始部向肝门方向逐一分离出肝左、右管。

（四）解剖胰管

剖开胰体前面的一部分胰组织，找到一条与胰长轴平行的细管，即胰管。它在十二指肠降部的后内侧壁与胆总管汇合，开口于十二指肠大乳头。

（五）解剖脾动脉

沿胃大弯稍下切断大网膜前两层，将胃往上翻起，除去网膜囊后壁的腹膜，可见胰、左肾、左肾上腺、腹腔干（动脉根部有腹腔神经丛，暂不解剖）。从腹腔干起，寻找由它发出的胃左动脉、肝总动脉及脾动脉。沿胰腺上缘清理出脾动脉，如脾动脉位置过深不易操作时，可将胰上缘稍翻向前方，再行修洁。修洁脾动脉的同时，一并清理向下发出的胰支（1～2支即可），注意寻找但不要切断它，最后向左追查此动脉至脾门附近，可见脾动脉发出若干条终末支入脾门。检查脾动脉入脾的分支、分布于胃底的数条胃短动脉和至胃大弯的胃网膜左动脉。往前拉开胰腺上缘找出位于胰腺后面脾动脉下方的脾静脉，向右追踪至胰颈后方，可见它与肠系膜上静脉汇合成肝门静脉。

三、操作注意事项

解剖胆囊时尽量勿损伤胆囊壁，防止胆汁污染操作台。解剖脾动脉时注意不要切断其发出的胰支。

【思考题】

1. 简述十二指肠的位置、毗邻及肠系膜上动脉压迫综合征。

2. 简述

（1）肝外胆道的组成。

（2）胆囊底的体表投影。

（3）胆囊三角的组成及意义。

（4）胆总管的分段及各段的毗邻。

3. 胰头癌的患者可能出现的哪些临床症状？

（王　莉）

第八章　腹部（系膜小肠、回盲部、结肠）

第一节　概　述

一、实验目的和要求

(1) 掌握系膜小肠形态、血液供应特点，肠系膜形态、构成，系膜三角概念。
(2) 掌握回盲部概念，阑尾的常见位置、根部的体表投影及阑尾的血液供应特点。
(3) 掌握结肠的血液供应特点及边缘动脉概念。
(4) 熟悉结肠的形态特点、分部及各部的位置。
(5) 熟悉门静脉的组成、属支及门腔静脉的吻合。
(6) 了解结肠下区的概念；了解左、右结肠旁沟及左、右肠系膜窦形态与位置。

二、实　验　材　料

(1) 标本：切开腹前外侧壁标本；乳胶（红色）灌注显示肠系膜上、下动脉及边缘动脉等标本。
(2) 模型：回盲部、阑尾模型。
(3) 操作器械：手术刀柄、刀片、镊子、止血钳、手套、丝线等。
(4) 整尸操作标本。

三、实　验　时　间

实验时间为 4 学时。

第二节　实　验　内　容

一、重　　点

(1) 系膜小肠形态、血液供应特点。
(2) 肠系膜形态、构成，系膜三角。
(3) 回盲部。
(4) 阑尾的常见位置、根部的体表投影、血液供应及静脉回流。
(5) 结肠的血液供应及边缘动脉。

二、难　　点

（1）系膜三角概念。

（2）系膜小肠、结肠动脉血管分布特点。

（3）门腔静脉的吻合。

三、标本及模型观察

观察切开腹前外侧壁标本；乳胶（红色）灌注显示肠系膜上、下动脉及边缘动脉标本；回盲部、阑尾模型。将切开腹前外侧壁标本大网膜翻向上方，充分暴露结肠下区，观察结肠下区区域。

结肠下区（the infracolic compartment）介于横结肠及其系膜与小骨盆上口之间，此区有空肠（jejunum）、回肠（ileum）、盲肠（cecum）、阑尾（vermiform appendix）及结肠（colon）等器官。

（一）系膜小肠

观察空肠与回肠的位置、肠系膜（mesentery）及系膜三角（mesenteric triangle）、血管等。

1. 位置及一般特点　空肠与回肠之间没有明显分界，合称系膜小肠（mesenteric small intestine）。系膜小肠上起自十二指肠空肠曲（duodenojejunal flexure），下续于盲肠，一般近侧 2/5，大部分位于左上腹的为空肠；远侧 3/5，大部分位于右下腹和盆腔内的是回肠。系膜小肠长 5 ～ 6m，迂回盘曲成肠袢，占据结肠下区大部。因其长，临床上可行肠段移植或切除；腹膜炎或腹部手术后应嘱咐患者尽早活动，以防肠管粘连。

2. 肠系膜及系膜三角

（1）肠系膜：为将系膜小肠悬附于腹后壁的双层腹膜结构。其间有小肠动脉、静脉、淋巴管（结）、神经丛、脂肪等。其在腹后壁附着处称肠系膜根，自第 2 腰椎左侧斜向右下，至右骶髂关节的前方，附于腹后壁长约 15cm，远短于肠系膜的肠缘侧（5 ～ 6m），且根部至肠管间距离呈两端短，中段长。因此，肠系膜及其内的血管、神经等呈扇形分布，迂回盘绕，折叠成袢，系膜小肠自左上至右下有较大活动度。临床上行小肠探查术宜顺小肠系膜自左上向右下查找，以免遗漏病灶；行小肠部分切除吻合术时，应呈扇形切除相应肠系膜并将切缘对合缝好。

（2）系膜三角：系膜小肠为腹膜内位器官，但在肠管系膜缘处无腹膜直接覆盖，此处肠壁与肠系膜之两层腹膜（浆膜）形成一三角形区域称系膜三角（图 8-1）。临床上行小肠部分切除吻合术时，应注意封闭吻合口处的系膜三角，以免出现术后肠瘘。

3. 血管、淋巴和神经

（1）血管：由肠系膜上动脉（superior mesenteric artery）左侧发出 12 ～ 18 支小肠动脉，各支在肠系膜内吻合成弓，由近侧到远侧，动脉弓级数渐多，自最后一级动脉弓发出直动脉垂直分布到相应的肠段，且各直动脉在肠管内极少吻合。临床上行小肠部分切除吻合术时，应在肠管纵轴垂直方向上再向外侧偏离 20° ～ 30° 角切断肠管，以保证吻合口有充分血供（图 8-2）。

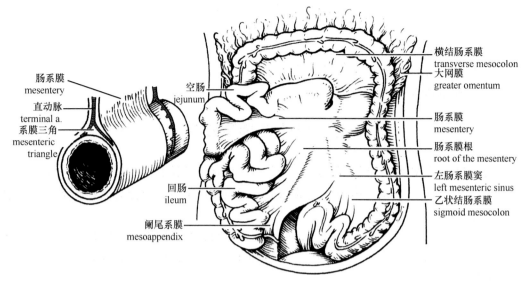

图 8-1　系膜小肠及系膜三角

系膜小肠的静脉与动脉伴行，最后汇入肠系膜上静脉（superior mesenteric vein），最终与脾静脉汇合成肝门静脉（hepatic portal vein）。

（2）淋巴结和淋巴管：系膜小肠的淋巴管始于肠绒毛的中央乳糜管，在黏膜下层形成淋巴管丛，然后注入沿血管排列的肠系膜淋巴结，其输出管注入肠系膜上淋巴结，最终注入乳糜池（cisterna chyli）。

（3）神经：系膜小肠神经由来自腹腔丛的交感神经纤维与来自迷走神经的副交感神经纤维走行于肠系膜上动脉周围，组成肠系膜上丛并伴血管分支至肠壁。

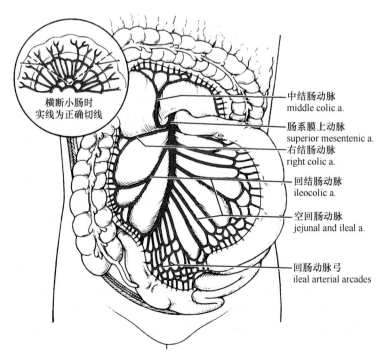

图 8-2　肠系膜上动脉及边缘动脉

（二）回盲部

观察回盲部（ileocecal region）、盲肠、阑尾特点，阑尾的位置、系膜、血管等。

回肠末端、盲肠、阑尾三者临床上合称回盲部。回肠末端与盲肠连接处［内有回盲瓣（ileocecal valve）］，回肠与盲肠两者管径差异大，连接角近于 90°，临床上肠套叠（ileocecal intussusception）常发生于回盲部。

1. 盲肠　一般为位于右髂窝的腹膜内位器官。长 6 ～ 8cm，上续升结肠（ascending colon），借回盲瓣连接回肠末端，下借空腔管道通连阑尾，因此，结肠充气试验阳性有助于阑尾炎的诊断；盲肠壁上的三条结肠带在阑尾根部汇聚，是阑尾炎手术时，寻找阑尾的重要标志。

2. 阑尾

（1）一般特点：位于盲肠后下端，为一细长的盲管状的腹膜内位器官，长 2 ～ 20cm，一般长度为 5 ～ 7cm，直径 0.5 ～ 0.6cm，成人阑尾壁较厚，老年人阑尾管腔狭窄或闭塞，黏膜组织薄，淋巴组织减少；老年人动脉硬化，阑尾动脉也会发生改变，这些解剖学、生理学的变化以及阑尾本身的变化，导致老年人阑尾炎发病率减少，发生炎症时易引起栓塞，阑尾迅速坏死，并且老年人急性阑尾炎穿孔和术后切口感染发病率高。小儿阑尾淋巴组织丰富，肌层发育不完整，阑尾壁薄，加之阑尾动脉非常细小，易发生血运障碍，一旦阑尾发炎则易于坏死、穿孔；儿童大网膜短小，阑尾发炎、穿孔时不易被包裹局限，易迅速扩展为弥漫性腹膜炎。

（2）阑尾系膜（mesoappendix）：为连于小肠系膜下部和阑尾之间的三角形的双层腹膜结构，其内有阑尾血管、淋巴管（结）和神经等。阑尾系膜较阑尾短，因此阑尾呈屈曲状。

（3）位置：阑尾根部的位置位于右髂窝，附于盲肠后内侧壁，较固定；其体表投影为：脐与右髂前上棘连线的中外 1/3 交点（McBurney 点）。尽管阑尾体、尾部的位置具体到某个个体时存在差异，但右下腹局限性压痛和反跳痛对诊断急性阑尾炎均有价值。

阑尾体部、尾部的位置不恒定，常见位置有以下五种（图 8-3）：

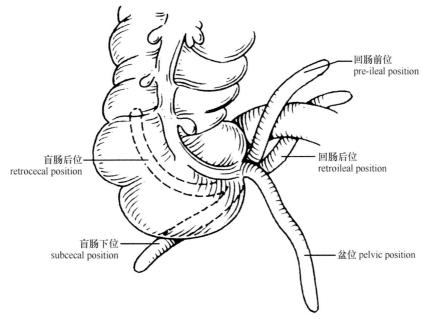

图 8-3　阑尾常见位置

1）回肠前位（preileal position）（约占 28%）：阑尾位置表浅，位于回肠末端前面，尾部向左上；该位置阑尾急性感染时，Lanz 点（左髂前上棘与右髂前上棘连线的中右 1/3 交点处）压痛十分明显。

2）盆位（pelvic position）（约占 26%）：阑尾跨腰大肌前方入盆腔，尾部邻闭孔内肌或盆腔器官；该位置阑尾急性感染时，闭孔内肌试验多呈阳性（屈右髋内旋时疼痛）、腰大肌试验呈阳性（伸右髋腰大肌受牵时疼痛），也可出现膀胱、直肠等受炎症刺激症状。

3）盲肠（或结肠）后位（retrocecal position）（约占 24%）：阑尾位置较深，位于盲肠与髂肌之间，尾部向上，一般为腹膜内位器官，少数在壁腹膜外贴连着髂肌；该位置阑尾急性感染时，腹壁体征不明显，炎症常刺激右侧髂肌，影响伸髋，有时形成右髂窝或腹膜后脓肿。

4）回肠后位（retroilieal position）（约占 8%）：阑尾位于回肠末端后方，尾部向左上；该位置阑尾急性感染时，腹壁体征出现较晚，临床上易发生阑尾炎穿孔，引起弥漫性腹膜炎。

5）盲肠（或结肠）下位（subcecal position）（约占 6%）：阑尾位于盲肠后下方，尾部向右下；该位置阑尾急性感染易致右髂窝脓肿，需与原发性髂窝脓肿鉴别。

此外，尚有少见的阑尾体、尾部特殊位置：①腹膜外位；②高位（肝下）；③盲肠壁浆膜下位；④左下腹位等。

总之，阑尾尾部和体部的位置变化较多，但阑尾根部位置相对恒定，盲肠三条结肠带均汇于阑尾根，故阑尾炎手术时，循结肠带追踪为可靠途径。

（4）血管：阑尾动脉（appendicular artery）常为 1 支，起自回结肠动脉或其分支，经回肠末端后方进入阑尾系膜，行走于阑尾系膜游离缘，因而结扎阑尾动脉应在阑尾系膜游离缘靠近回肠末端处（图 8-4）。阑尾静脉（appendicular vein）：与同名动脉伴行，经回结肠静脉至肠系膜上静脉而汇入肝门静脉（hepatic portal vein），化脓性阑尾炎时，细菌栓子可随静脉血进入肝门静脉及肝内，引起化脓性肝门静脉炎和细菌性肝脓肿（图 8-5）。

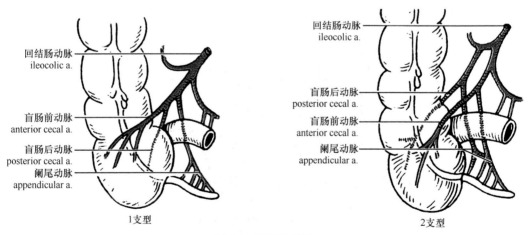

图 8-4　阑尾的动脉

（三）结肠

观察结肠的特征、分部及动脉分布特点等。

1. 特征　结肠具有三大特征：结肠带
（colic bands）、结肠袋（haustra of colon）、
肠脂垂（epiploic appendices）。

2. 分部　结肠按其行程分为升结肠、横
结肠（transverse colon）、降结肠（descending
colon）和乙状结肠（sigmoid colon）。

（1）升结肠：长 12 ～ 20cm，在右髂窝
续于盲肠，沿腹壁右侧上升到肝右后叶下方，
向左前弯成结肠右曲（right colic flexure）并
移行为横结肠。升结肠为腹膜间位器官，其
后方借疏松结缔组织与腹后壁相贴，如外伤
致其腹膜外部分破溃时，可引起严重的腹
膜后隙感染，但于腹前壁不易发现腹膜炎体
征。升结肠内侧为右肠系膜窦（right superior
mesenteric sinus）及回肠肠袢，外侧为右结
肠旁沟（right colon side ditch），向上通右肝
下间隙（right hepatic clearance），下通右髂窝、
盆腔，临床上肝下间隙积脓时，可沿此路径
流入右髂窝、盆腔；阑尾化脓时，炎症也可向上蔓延至肝下间隙。

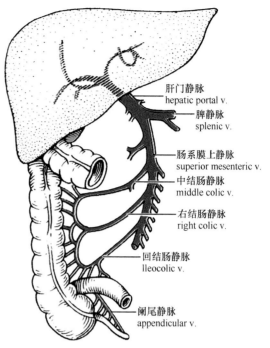

肝门静脉
hepatic portal v.

脾静脉
splenic v.

肠系膜上静脉
superior mesenteric v.

中结肠静脉
middle colic v.

右结肠静脉
right colic v.

回结肠静脉
Ileocolic v.

阑尾静脉
appendicular v.

图 8-5　阑尾的静脉

（2）横结肠：长 40 ～ 50cm，在右季肋区始于结肠右曲，向左呈下垂的弓形，横过腹
腔中部，至左季肋区脾的前端弯曲向前下形成结肠左曲（left colic flexure），下续降结肠；
横结肠为腹膜内位器官，借横结肠系膜（transverse mesocolon）连于腹后壁，横结肠系膜
内有中结肠动脉（middle colic artery）和中结肠静脉（middle colic vein）。在胃十二指肠或
胰腺手术时，切断胃结肠韧带时应注意与其紧邻的横结肠系膜，以免伤及中结肠动脉导
致横结肠（可能发生）缺血性坏死。

结肠左曲较结肠右曲高且深，侧方有左膈结肠韧带，后方有横结肠系膜连于胰尾，
前方有肋弓和胃掩盖，故结肠左曲肿瘤易漏诊。

（3）降结肠：长 25 ～ 30cm，起自结肠左曲，沿腹腔左外侧区腹后壁下降到左髂
嵴水平续于乙状结肠，一般为腹膜间位器官。降结肠内侧为左肠系膜窦（left superior
mesenteric sinus）及空肠肠袢，外侧为左结肠旁沟（left colon side ditch），此沟上端有膈结
肠韧带（phrenicocolic ligament），下方通盆腔，临床上此沟积液只能向下流入盆腔。

（4）乙状结肠：长约 40cm，于左髂嵴处续于降结肠，沿左髂窝呈"乙"字形弯曲，
在髂腰肌前面跨过左睾丸（卵巢）血管、输尿管及左髂嵴血管，进入盆腔，到第 3 骶椎
高度移行为直肠。乙状结肠为腹膜内位器官，有较长的乙状结肠系膜，活动度较大，临
床上可出现乙状结肠扭转；乙状结肠也可替代膀胱，或带血管移植成为人工阴道。

3. 血管

（1）动脉：结肠的动脉分别来自肠系膜上动脉（arteriae mesenterica superior）、肠系膜
下动脉（arteriae mesenterica inferior）的分支（图 8-6）。

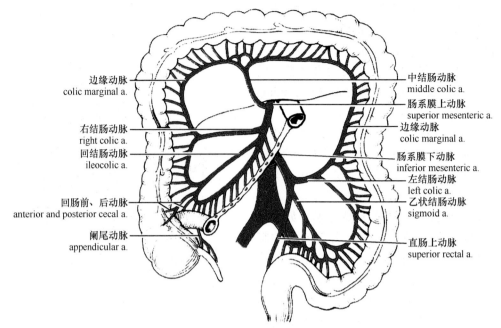

边缘动脉
colic marginal a.

中结肠动脉
middle colic a.

肠系膜上动脉
superior mesenteric a.

右结肠动脉
right colic a.

回结肠动脉
ileocolic a.

边缘动脉
colic marginal a.

肠系膜下动脉
inferior mesenteric a.

左结肠动脉
left colic a.

回肠前、后动脉
anterior and posterior cecal a.

乙状结肠动脉
sigmoid a.

阑尾动脉
appendicular a.

直肠上动脉
superior rectal a.

图 8-6　结肠的动脉

　　肠系膜上动脉右侧的分支自下而上有回结肠动脉（arteria ileocolica）、右结肠动脉（right colic artery）、中结肠动脉（middle colic artery），分别发出分支，供应相应区域结肠壁。

　　肠系膜下动脉发出分支自上而下有左结肠动脉（left colic artery）、乙状结肠动脉（sigmoid arteries）（此外有直肠上动脉，供应直肠上段）供应相应结肠段。

　　边缘动脉［结肠缘动脉（colic marginal artery）］：从回盲部至乙状结肠末端，在结肠内侧缘处，肠系膜上动脉、肠系膜下动脉的各结肠支之间，相互吻合成一动脉弓，称边缘动脉（结肠缘动脉）（图 8-6）。然后由边缘动脉发出长支和短支垂直进入肠壁，短支只供血到结肠系膜缘 1/3 肠壁，长支除供血到结肠系膜缘 1/3 肠壁外，主要供血至另外的 2/3 肠壁及肠脂垂，故结肠手术应重点保护长支（图 8-7）。

　　回结肠动脉与小肠动脉末支之间吻合常不充分，当回结肠动脉被损伤时，常致回肠末端血运不良或坏死，临床上在行右半结肠切除术时，需同时将回肠末端切除 15 ～ 20cm。

　　（2）静脉：结肠的静脉与同名动脉伴行，最后经肠系膜上静脉、肠系膜下静脉汇入肝门静脉。

　　（3）淋巴结和淋巴管：结肠的淋巴结一般可分为结肠壁上淋巴结（位于肠壁浆膜下或肠脂肪内）、结肠旁淋巴结（位于结肠缘动脉和肠壁之间）、中间结肠淋巴结（或称结肠中淋巴结，位于各结肠动、静脉周围，有右、中、左和乙状结肠淋巴结）、肠系膜上、下淋巴结（居各结肠动脉根部及肠系膜上、下动脉主干周围）。

　　肠壁的淋巴经过上述淋巴结群引流，右半结肠的大部分淋巴汇聚于肠系膜上淋巴结；左半结肠的淋巴管汇聚于肠系膜下淋巴结。

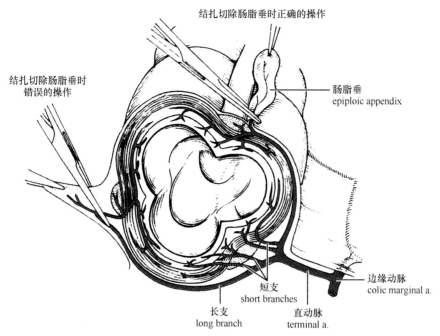

图 8-7　结肠边缘动脉的分支分布

（四）肝门静脉

观察肝门静脉的特点、组成、行程及毗邻、属支等。

肝门静脉是腹腔内一粗短静脉干，长 6～8cm，直径 1～1.2cm，收纳消化管腹段（肛门除外）、脾、胰和胆道的静脉血注入肝，可视为肝的功能血管。

1. 组成　肝门静脉主要由肠系膜上静脉和脾静脉（splenic vein）在胰颈后方，或胰颈体交界处（甚或胰头后方）汇合而成。肠系膜下静脉（inferior mesenteric vein）则注入脾静脉或肠系膜上静脉。少数肝门静脉由脾静脉、肠系膜上静脉和肠系膜下静脉三者汇合而成。

2. 行程和毗邻

（1）行程：肝门静脉自胰腺后方上行，经十二指肠上部的后方进入肝十二指肠韧带内，继续上行达肝门，分为左、右两支进入肝内，在肝内进一步分支，并成为肝分叶分段的解剖基础。

（2）毗邻：在肝十二指肠韧带内，其右前方为胆总管，左前方为肝固有动脉，后方隔网膜孔与下腔静脉相对。

3. 属支　主要有肠系膜上静脉、脾静脉、胃左静脉（left gastric vein）、肠系膜下静脉、胃右静脉（right gastric vein）、胆囊静脉（cystic vein）和附脐静脉（paraumbilical vein）。胃左静脉包括胃支、食管支及高位食管支。门静脉高压患者"贲门周围血管离断术"时，应一并将其结扎、切断。

4. 特点

（1）肝门静脉两端均为毛细血管，其一端始于胃、肠、胰、脾的毛细血管网，另一端终于肝小叶内的血窦。

（2）肝门静脉及其属支均无静脉瓣，当肝内或肝外肝门静脉阻塞时，均可致血液逆流，引起门静脉高压症。

5. 与腔静脉的吻合 肝门静脉与腔静脉系统存在广泛的侧支吻合，常态下，吻合支不开放，但门静脉高压时，吻合支开放成侧支循环，血流方向改变，肝门静脉系统部分血液导入腔静脉，代偿性降低肝门静脉压力。侧支循环有四种途径（图 8-8）：

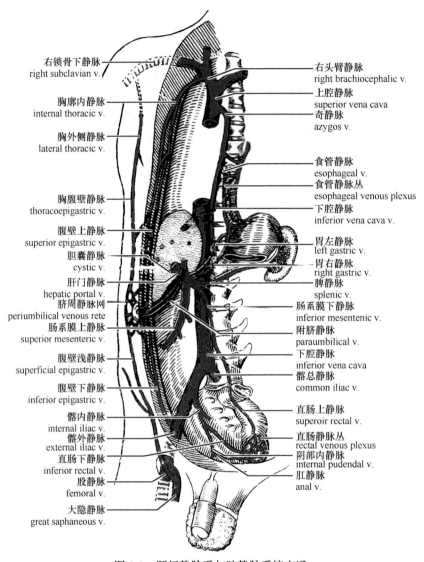

右锁骨下静脉 right subclavian v.
胸廓内静脉 internal thoracic v.
胸外侧静脉 lateral thoracic v.
胸腹壁静脉 thoracoepigastric v.
腹壁上静脉 superior epigastric v.
胆囊静脉 cystic v.
肝门静脉 hepatic portal v.
脐周静脉网 periumbilical venous rete
肠系膜上静脉 superior mesenteric v.
腹壁浅静脉 superficial epigastric v.
腹壁下静脉 inferior epigastric v.
髂内静脉 internal iliac v.
髂外静脉 external iliac v.
直肠下静脉 inferior rectal v.
股静脉 femoral v.
大隐静脉 great saphaneous v.

右头臂静脉 right brachiocephalic v.
上腔静脉 superior vena cava
奇静脉 azygos v.
食管静脉 esophageal v.
食管静脉丛 esophageal venous plexus
下腔静脉 inferior vena cava v.
胃左静脉 left gastric v.
胃右静脉 right gastric v.
脾静脉 splenic v.
肠系膜下静脉 inferior mesentenic v.
附脐静脉 paraumbilical v.
下腔静脉 inferior vena cava
髂总静脉 common iliac v.
直肠上静脉 superoir rectal v.
直肠静脉丛 rectal venous plexus
阴部内静脉 internal pudendal v.
肛静脉 anal v.

图 8-8 肝门静脉系与腔静脉系统交通

（1）胃底食管下段交通支：肝门静脉→胃左静脉、胃短静脉及胃后静脉→食管静脉丛（esophageal venous plexus）→食管静脉→奇静脉（或半奇静脉）→上腔静脉。门静脉高压时，胃底食管下端静脉曲张，易破裂出血，需行门、奇静脉断流或分流术以治疗。

（2）直肠下段肛管交通支：门静脉→脾静脉→肠系膜下静脉→直肠上静脉→直肠静脉丛（rectal venous plexus）→直肠下静脉（inferior rectal vein）或肛静脉→髂内静脉→髂总静脉→下腔静脉。肝门静脉高压时，直肠、肛管静脉丛曲张形成痔，易致便血。

（3）腹壁交通支：肝门静脉→附脐静脉→脐周静脉网→上腔静脉（或下腔静脉）

（4）腹膜后交通支：肝门静脉→Riztzius 静脉→低位肋间后静脉、腰静脉、膈下静脉、肾静脉、睾丸（卵巢）静脉→下腔静脉。

第三节 解剖操作

一、操作要点

系膜小肠肠系膜根位置，系膜形态；系膜小肠血管吻合形成动脉弓级数变化特点；系膜三角构成、位置；回盲部特点，阑尾形态、位置，阑尾动脉行程特点及位置；结肠的三大特征，边缘动脉的构成。

二、操作步骤

（一）标本体位

标本（打开腹前外侧壁，显示腹膜、腹膜腔的标本）取仰卧位。

（二）探查肠系膜窦及结肠旁沟

左手提起横结肠，右手顺横结肠系膜的下方摸至系膜根，再到脊柱左侧，可摸到自腹后壁到空肠起始部的腹膜皱襞，称十二指肠悬韧带。小肠系膜根的两侧与升结肠、降结肠等之间的空隙为左、右肠系膜窦。右肠系膜窦介于肠系膜根、升结肠、横结肠及其系膜的右 2/3 之间，呈三角形，其边界完整，近于封闭；左肠系膜窦介于肠系膜根、横结肠及其系膜的左 1/3、降结肠、乙状结肠及其系膜之间，略呈斜方形，向下与盆腔相通。右结肠旁沟介于升结肠与腹壁之间，用手指沿位于升结肠右侧的右结肠旁沟上、下滑动，可见此沟向上通右肝下间隙，向下经右髂窝达盆腔。左结肠旁沟介于降结肠、乙状结肠与腹壁之间，用手指沿位于降结肠左侧的左结肠旁沟上、下滑动，可摸到此沟向上被膈结肠韧带阻挡，向下则可经左髂窝与盆腔相通。

（三）探查系膜小肠及其系膜形态、系膜根

提起大网膜将其与横结肠向上翻，并将小肠推向右侧，在横结肠系膜根下方、脊柱左侧找到十二指肠空肠曲（或十二指肠悬韧带），此为空肠起点。由空肠起点依次向下观察直至回肠末端。平展空、回肠系膜，其前端连于空、回肠，后端（即系膜根）附于腹后壁，由第 2 腰椎左侧斜向右下至右骶髂关节前方；空、回肠系膜整体形态呈扇形。

（四）解剖系膜小肠动脉血管及系膜三角

提起大网膜将其与横结肠向上翻，并将小肠推向左侧，解剖肠系膜上动脉：去除小肠系膜右侧腹膜，可见从肠系膜上动脉的左缘发出一排空、回肠动脉走向空肠、回肠，修洁 1～2 支此动脉条至空、回肠缘。观察空、回肠动脉分支互相吻合成弓状，称血管袢；由近侧向远侧血管袢的级数逐渐增多。横断空肠或回肠，观察横断面小肠系膜缘的系膜三角。

（五）解剖回盲部及阑尾血管

保留回肠远侧端 12 ～ 15cm，切除空、回肠及其系膜，用丝线结扎小肠断端。在右髂窝找到回盲部，观察回肠末端汇入结肠的角度；找到回盲部结肠带，观察结肠带汇聚点与阑尾根部的关系；观察阑尾及其系膜，在阑尾系膜游离缘找到阑尾动脉及静脉并修洁，追踪阑尾动脉来源和阑尾静脉汇入的静脉。阑尾动脉由回结肠动脉盲肠支（盲肠后动脉或盲肠前动脉）发出，它经回肠末端后方，沿阑尾系膜游离缘走到阑尾末端。

（六）解剖肠系膜上、下动（静）脉及结肠的边缘动脉

解剖肠系膜上动脉右缘，自上而下清理出：胰十二指肠下动脉至胰腺和十二指肠；中结肠动脉到横结肠；右结肠动脉到升结肠；回结肠动脉至盲肠和回肠末端。肠系膜上动脉右缘伴行着肠系膜上静脉；其向上行至胰颈的后面与脾静脉汇合成肝门静脉。除去降结肠与小肠系膜间的腹膜，清理出肠系膜下静脉，其向上行注入脾静脉。在肠系膜下静脉的中段右侧清理出肠系膜下动脉，往上追至十二指肠下部的下后方它的起点处。沿肠系膜下动脉左缘清理出其分支：左结肠动脉至横结肠左 1/3 及降结肠；2、3 支乙状结肠动脉至乙状结肠；其终支进入盆腔称直肠上动脉至直肠上部。观察由肠系膜上、下动脉发出至结肠的各支结肠动脉互相吻合形成边缘动脉。

三、操作注意事项

切除系膜小肠及其系膜，用丝线结扎小肠断端防止肠内容物污染操作台面，操作中注意勿伤肠系膜上动（静）脉主干及动脉右侧的分支。

【思考题】

1. 临床上急性阑尾炎的患者，需行手术治疗，请问：

（1）阑尾常见的位置有哪些？

（2）手术采用麦氏切口经过哪些层次结构？

（3）术中如何寻找阑尾？

（4）阑尾的血供如何？

（5）化脓性阑尾炎常见的并发症有哪些？

2. 试述肝门静脉的组成、特点及其与上下腔静脉系的吻合途径或部位。

3. 临床上行系膜小肠探查术，请问：

（1）经腹直肌旁切口的层次结构有哪些？

（2）如何鉴别空肠与回肠？

（3）小肠部分切除并吻合术应注意哪些事项？

（陈　熙　邓春雷）

第九章　腹后壁与腹膜后隙

第一节　概　　述

一、实验目的和要求

（1）掌握腹后壁组织层次结构；掌握腰上三角与腰下三角的位置、构成及临床意义；熟悉重要的体表标志；了解脊柱的构成；了解脊髓的被膜与硬膜外腔，蛛网膜下腔的构成、内容、特点。

（2）掌握腹膜后间隙的概念、位置、交通及主要内容。

（3）掌握肾的位置、被膜、体表投影、毗邻；掌握肾门、肾窦、肾蒂及肾蒂内主要结构的排列关系；掌握肾内血管的特点、分布、肾段的划分；掌握输尿管的位置、体表投影及其毗邻；熟悉输尿管的行程、狭窄的部位、血供特点；了解肾上腺的位置、形态结构、血液供应及毗邻。

（4）了解腹主动脉、下腔静脉、腰交感干、腹腔神经丛的位置、毗邻。

二、实　验　材　料

（1）标本：自腰椎横断的脊柱标本、腹后壁标本、离体整肾标本、剖开的半边肾标本、肾血管的灌注标本。

（2）模型：腹膜后隙模型、腹膜腔模型。

（3）操作器械：手术刀柄、刀片、镊子、止血钳、手套、丝线等。

（4）整尸操作标本。

三、实　验　时　间

实验时间为4学时。

第二节　实　验　内　容

一、重　　点

（1）腹后壁层次与特点及其薄弱区域。

（2）腹膜后隙概念与主要内容。

二、难　　点

（1）腹膜后隙的交通。

（2）胸腰筋膜分布与特点。

三、标本与模型观察

（一）腹后壁

取腰椎横断的脊柱标本、腹后壁标本。

1. 境界及表面解剖　依次扪及棘突、骶正中嵴、骶管裂孔、骶角、髂嵴、髂后上棘及第12肋。其中第11肋前部、第12肋下缘及第12胸椎棘突的连线为腹后壁的上界；两侧髂嵴后份、髂后上棘及两侧髂后上棘的连线为腹后壁的下界；两侧界为腋后线的延长线。

2. 腹后壁的层次结构及特点

（1）皮肤：皮肤较厚。

（2）浅筋膜：富含脂肪。浅筋膜内有浅动脉、浅静脉、皮神经和浅淋巴管。其浅动脉主要来自腰动脉；皮神经来自腰神经后支。

（3）深筋膜：分为浅、深两层（图9-1）。浅层薄弱，位于浅层肌肉［斜方肌和背阔肌（latissimus dorsi）］的表面；深层发达，称为胸腰筋膜（thoracolumbar fascia）。腰部增厚，分为前、中、后三层。后层覆于竖脊肌（erector spinae）后面，与背阔肌和下后锯肌腱膜（aponeurosis of serratus posterior inferior）愈着，向下附于髂嵴，内侧附于腰椎棘突和棘上韧带，外侧在竖脊肌外侧缘与中层愈合，形成竖脊肌鞘；中层位于竖脊肌与腰方肌（quadratus lumborum）之间，内侧附于腰椎横突尖和横突间韧带，外侧于腰方肌外侧缘与前层愈合，形成腰方肌鞘，并作为腹横肌起始部的腱膜，向上附于第12肋下缘，向下附于髂嵴。中层上部张于第12肋与第1腰椎横突之间的部分增厚，形成腰肋韧带（lumbocostal ligament）；前层也称腰方肌筋膜，位于腰方肌前面，内侧附于腰椎横突尖，向下附于髂腰韧带（iliolumbar ligament）和髂嵴后份，上部增厚形成内、外侧弓状韧带（medial and lateral arcuate ligament）。骶尾部深筋膜薄弱，与骶骨背面骨膜相愈着。

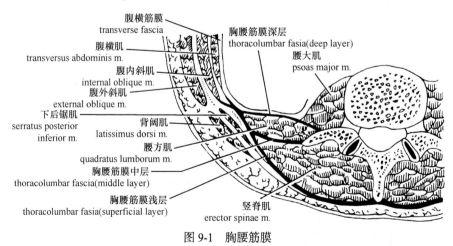

图9-1　胸腰筋膜

（4）肌层：腹后壁的肌主要有背肌和腹肌（图9-2）。由浅入深：背阔肌及腹外斜肌后部；下后锯肌及腹内斜肌后部；竖脊肌及腹横肌后部；横突棘肌和横突间肌；腰方肌和腰大肌（psoas major）。

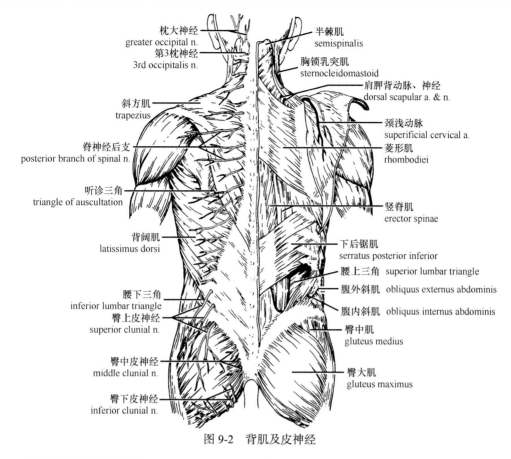

枕大神经
greater occipital n.
第3枕神经
3rd occipitalis n.
斜方肌
trapezius
脊神经后支
posterior branch of spinal n.
听诊三角
triangle of auscultation
背阔肌
latissimus dorsi
腰下三角
inferior lumbar triangle
臀上皮神经
superior clunial n.
臀中皮神经
middle clunial n.
臀下皮神经
inferior clunial n.

半棘肌
semispinalis
胸锁乳突肌
sternocleidomastoid
肩胛背动脉、神经
dorsal scapular a. & n.
颈浅动脉
superificial cervical a.
菱形肌
rhombodiei
竖脊肌
erector spinae
下后锯肌
serratus posterior inferior
腰上三角　superior lumbar triangle
腹外斜肌　obliquus externus abdominis
腹内斜肌　obliquus internus abdominis
臀中肌
gluteus medius
臀大肌
gluteus maximus

图 9-2　背肌及皮神经

（5）腹后壁薄弱区域

1）腰上三角（superior lumbar triangle）：位于第 12 肋下方，背阔肌深面。上界为下后锯肌下缘和（或）第 12 肋（第 12 肋参与时为四边形，第 12 肋未参与时为三边形），外下界为腹内斜肌，内侧界为竖脊肌外侧缘，顶为背阔肌，底为腹横肌起始部的腱膜（图 9-3）。在腹横肌腱膜的深面自上而下分别有肋下神经和血管、髂腹下神经和髂腹股沟神经自内上向外下斜过；腱膜的前方有肾和腰方肌。此区薄弱是腰疝的好发区及腹膜后隙脓肿穿破的部位。

2）腰下三角（inferior lumbar triangle）：位于腰部下份，腰上三角的外下方。前上界为腹外斜肌的后缘，后上界是背阔肌的前下缘，下界为髂嵴，顶为表面的皮肤和浅筋膜，底是腹内斜肌（图 9-3）。腹膜后隙脓肿亦可从此处穿破。右腰下三角前方与阑尾、盲肠相对应，故盲肠后位阑尾炎时，此区可有明显压痛。

3. 椎管及其内容物　结合模型，取腰椎横断脊柱标本察看。椎管在腰部上中段呈三角形，下部呈三叶草型；骶部宽而扁，脊髓的被膜从外向内依次是硬脊膜（spinal dura mater）、蛛网膜（spinal arachnoid mater）和软脊膜（spinal pia mater）（图 9-4）。脊膜腔由外向内依次有硬脊膜外腔（spinal epidural space）、硬脊膜下腔（spinal subdural space）和蛛网膜下腔（spinal subarachnoid space）。硬（脊）膜外腔位于椎管和硬脊膜之间，内有丰富的疏松结缔组织、淋巴管、硬膜外脂肪、椎内静脉丛和 31 对脊神经根。硬膜下腔为位于硬脊膜与蛛网膜之间的潜在腔隙。蛛网膜下腔是位于蛛网膜和软脊膜之间的腔隙，隙内充满脑脊液，在第 1 腰椎至第 2 骶椎高度扩大，称为终池（terminal cisternae）。成人脊髓下端平第 1 腰椎下缘，故临床上常在第 3、4 或 4、5 腰椎间进行穿刺，以抽取脑脊液或注入药物。

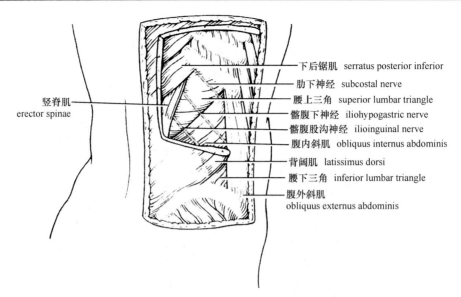

图 9-3　腰上三角与腰下三角

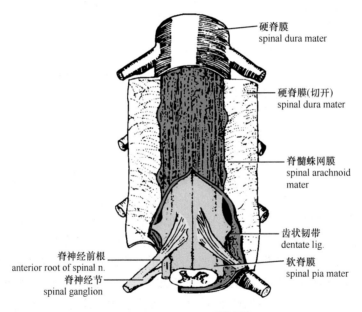

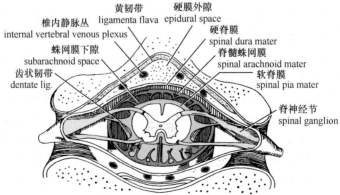

图 9-4　脊髓的被膜与被膜间隙

（二）腹膜后隙

腹膜后隙（retroperitoneal space）为位于腹后壁壁腹膜与腹内筋膜之间的一个较宽阔的疏松间隙，上达膈，经膈的腰肋三角向上与后纵隔结缔组织相连通；下至骶骨岬，向下与盆部的直肠后隙相通；两侧续为腹前外侧壁的腹膜外筋膜。所以腹膜后隙内的感染，极易向上、下扩散；亦可自直肠后隙充气造影以诊断肾及肾周围病变。

腹膜后隙内含大量疏松结缔组织，并有肾、肾上腺（suprarenal gland）、输尿管腹部（abdominal part of ureter）、腹部大血管、神经和淋巴结等腹腔器官（图 9-5）。上述器官的手术多采用腰腹部斜切口于腹膜外进行。

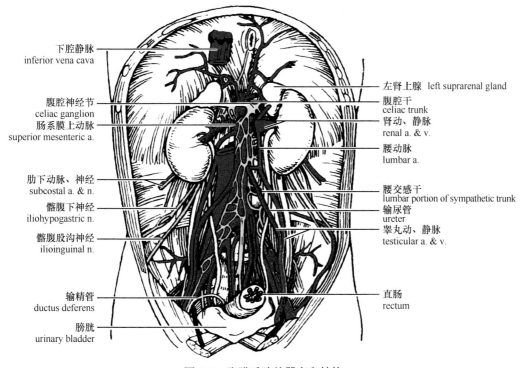

图 9-5 腹膜后隙的器官和结构

1. 肾

（1）位置：肾位于腹后壁的脊柱两侧，左右各一，右肾位置较左肾低，相差约半个椎体高度。右侧第 12 肋越过右肾后面上部；左侧第 12 肋越过左肾后面中部；肾的体表投影（图 9-6）。肾门约在第 1 腰椎体平面，在背部位于第 12 肋与竖脊肌外缘交角处，称肾角或脊肋角。肾有病变时，肾角处可有压痛或叩击痛。

（2）毗邻：先将结肠上区各器官恢复原位，探查双肾前面的毗邻及相互的位置关系。右肾前面毗邻，上有肝右叶，下有结肠右曲，内侧邻十二指肠降部。左肾前面毗邻自上而下依次是胃后壁、胰腺、横结肠和结肠左曲（图 9-7）。左右肾下端到达相应的左右肠系膜窦上部。翻开肾前面的诸结构，仔细观察肾的后面毗邻，第 12 肋及以上部分与膈、肋膈隐窝和 12 肋毗邻，第 12 肋以下分别与腰大肌、腰方肌、腹横肌，以及前面的肋下神经血管、髂腹下神经、腹股沟神经等毗邻（图 9-8）。肾上端紧邻肾上腺。

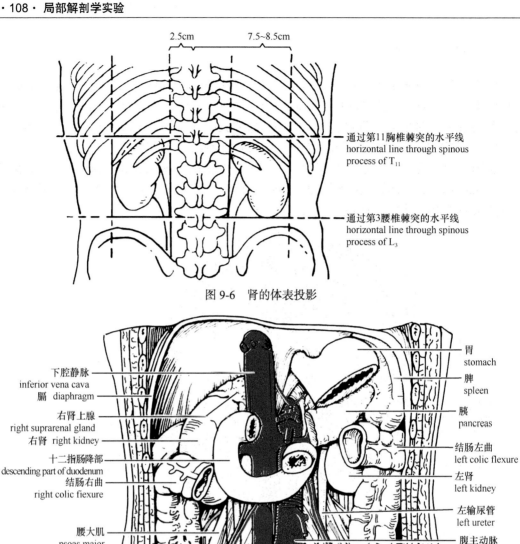

2.5cm   7.5~8.5cm

通过第11胸椎棘突的水平线
horizontal line through spinous
process of T_{11}

通过第3腰椎棘突的水平线
horizontal line through spinous
process of L_3

图 9-6　肾的体表投影

下腔静脉
inferior vena cava
膈　diaphragm

右肾上腺
right suprarenal gland
右肾　right kidney

十二指肠降部
descending part of duodenum
结肠右曲
right colic fiexure

腰大肌
psoas major

胃
stomach

脾
spleen

胰
pancreas

结肠左曲
left colic flexure

左肾
left kidney

左输尿管
left ureter

腹主动脉
abdominal aorta

图 9-7　肾的前面毗邻

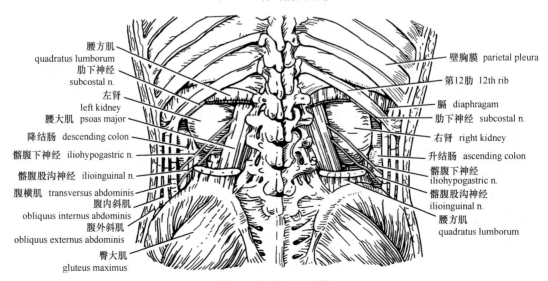

腰方肌
quadratus lumborum
肋下神经
subcostal n.
左肾
left kidney
腰大肌　psoas major
降结肠　descending colon
髂腹下神经　iliohypogastric n.
髂腹股沟神经　ilioinguinal n.
腹横肌　transversus abdominis
腹内斜肌
obliquus internus abdominis
腹外斜肌
obliquus externus abdominis
臀大肌
gluteus maximus

壁胸膜　parietal pleura
第12肋　12th rib
膈　diaphragam
肋下神经　subcostal n.
右肾　right kidney
升结肠　ascending colon
髂腹下神经
iliohypogastric n.
髂腹股沟神经
ilioinguinal n.
腰方肌
quadratus lumborum

图 9-8　肾的后面毗邻

（3）被膜：由内向外依次是肾纤维囊（膜）（fibrous capsule）、脂肪囊（adipose capsule）和肾筋膜（renal fascia）（图 9-9）。

1）纤维囊：薄而坚韧，贴覆于肾实质表面并深入肾窦，为肾的固有膜又称肾包膜。该膜易与肾实质分离，肾裂伤手术或肾段切除术后应缝合。

2）脂肪囊：又称肾床，是介于纤维囊与肾筋膜间的脂肪组织，成人厚约 2cm。深入肾窦内，在肾的后面和下端尤其发达，支持和保护肾，脂肪囊内脂肪组织减少时可致肾下垂。

3）肾筋膜：分前、后两层（即肾前筋膜与肾后筋膜）共同包绕肾上腺和肾，向上、前、后两层包绕肾和肾上腺，并在肾上腺上方合二为一续于膈下筋膜（腹内筋膜一部分）。向内侧，前层除被覆肾及肾上腺外，尚跨越腹主动脉和下腔静脉前方，并与对侧肾筋膜前层相延续；后层经肾后贴腰大肌和腰方肌筋膜向内附着于椎体。向外侧，前、后层融合在一起与腹横筋膜相续。向下，在肾下方、肾前筋膜消失于髂窝的腹膜外脂肪组织中，后层与髂筋膜相愈着，因而形成向下开放的囊口。

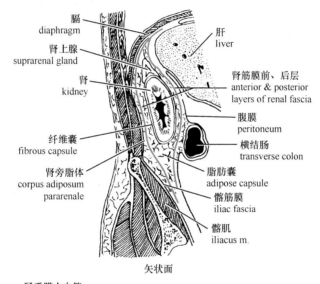

矢状面

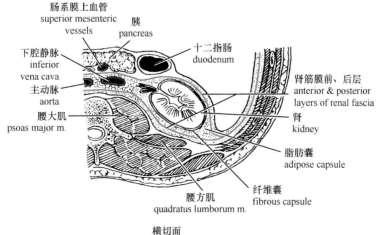

横切面

图 9-9　肾的被膜

（4）肾门、肾蒂、肾窦：取离体肾标本观察。肾门（renal hilum）为肾内侧缘中部凹陷的地方（前后分别为肾前唇和肾后唇）。轻轻分开肾唇可扩大肾门而显露肾窦（renal sinus）。肾窦为肾门深入肾实质，由肾实质所围成的腔隙。内有肾血管、肾大盏、肾小盏、肾盂、神经和淋巴管及结缔组织等。

出入肾门的诸结构被结缔组织包被总称肾蒂（renal pedicle），仔细观察肾蒂内容及相互的位置关系。肾蒂内结构自上而下为肾动脉（renal artery）、肾静脉（renal vein）、肾盂（renal pelvis），从前向后是肾静脉、肾动脉、肾盂。肾动脉在肾门分为前后干，继而分出肾段动脉（renal segmental artery），左肾动脉稍短。对比观察两侧肾静脉的走行与属支，左肾静脉自腹主动脉前面跨越，途中收纳左肾上腺静脉和左睾丸（卵巢）静脉。

2. 输尿管　分别向上推开横结肠、十二指肠、胰头，向左推开空、回肠，显露右肠系膜窦（后壁的腹膜已经打开），翻开肾前筋膜后仔细观察输尿管，沿腰大肌表面向下追踪其行程：输尿管全长 25～30cm，上起自肾盂，下止于膀胱。分为腹部、盆部及壁内部三部分，每部起始处形成一个生理狭窄。其中腹部最长，走行于腰大肌前方，术中常以腰大肌作为寻找输尿管标志。分别查看左右输尿管腹部的毗邻，右侧输尿管前面毗邻为十二指肠降部，右睾丸（卵巢）血管，小肠系膜根、回肠和阑尾等。将空、回肠向右推移，显露左肠系膜窦便于观察左侧输尿管前方毗邻，逐一探寻其的前面跨过的十二指肠空肠曲，左睾丸（卵巢）血管，左结肠动脉和乙状结肠动脉等，注意相互的位置关系。

3. 肾上腺　在腹膜后隙标本上可见右肾上腺略呈椎体形，前有肝右叶毗邻；左肾上腺呈半月形，前面邻胃，脾动、静脉和胰，内侧毗邻腹主动脉。左肾上腺静脉注入左肾静脉。注意逐一找寻并仔细观察肾上腺动脉（suprarenal artery）的不同来源：肾上腺上动脉（superior suprarenal artery）发自膈下动脉（inferior phrenic artery），肾上腺中动脉（middle suprarenal artery）发自腹主动脉，肾上腺下动脉（inferior suprarenal artery）发自肾动脉。

4. 下腔静脉　在腹膜后隙标本上观察下腔静脉的位置、行程以及主要属支。由左、右髂总静脉在主动脉分叉处的右后方汇合而成，沿腹主动脉右侧上行，经肝的腔静脉沟，在第 8 胸椎高度经膈的腔静脉裂孔入胸腔，最终开口于右心房后。观察下腔静脉和腹主动脉周围的腰淋巴结和胸导管起始部：腰淋巴结收纳腹腔和腹后壁的成对器官的淋巴管以及髂总淋巴结的输出管，腰淋巴结的输出管汇合成左、右腰干。左、右腰干与肠干汇合成胸导管，向上经膈的主动脉裂孔进入后纵隔。胸导管起始部常膨大称乳糜池。

5. 腰交感干和腹腔的神经丛　在腹膜后隙标本上观察，腰交感干被筋膜覆盖，应在腰椎体与腰大肌之间的沟内找寻。观察腹腔丛要先找寻腹主动脉上段，在其前方，围绕腹腔干和肠系膜上动脉的根部的神经丛即是。在腹腔丛中找寻较大的腹腔神经节，节的下外侧特别突出的是主动脉肾节（接受内脏小神经的节前纤维）。腹主动脉丛位于腹主动脉表面，是由腹腔丛的纤维下延而成。而上腹下丛在主动脉分叉部的下方。

第三节　解　剖　操　作

一、操　作　要　点

重点显露腹后壁的结构层次及其与腹前外侧壁层次的延续；借此了解腹膜后间隙和腹后壁的境界。主要显示肾、肾上腺的位置与被膜、毗邻及出入肾门的结构；输尿管的位置、走行和狭窄；腹主动脉及其分支、走行和分布；下腔静脉的走行及属支；乳糜池的位置；腹部的主要内脏神经节和神经丛。

二、操作步骤

（一）标本体位

标本取俯卧位。

（二）解剖腹后壁

1. 摸认体表标志及模拟腰椎穿刺

（1）摸认体表标志：在标本上分别扪及第 7 颈椎棘突、肩胛骨下角、第 12 肋（在竖脊肌外侧有时可摸到）、髂嵴、髂后上棘、骶角和颈、胸、腰椎棘突等骨性标志。

（2）模拟腰椎穿刺：将穿刺针从第 4 与第 5 腰椎棘突之间刺入，进针缓慢，体会针感（突破感或落空感）。穿刺针依次穿过皮肤、浅筋膜、深筋膜、棘上韧带、棘间韧带、黄韧带，入椎管，再穿经硬脊膜和蛛网膜，最后进入蛛网膜下隙。仔细体会穿通黄韧带时的突破感。

2. 皮肤切口

（1）背部中线切口：沿正中线自第 7 胸椎棘突向下直到骶骨后面中部。

（2）背部横切口：在肩胛骨下角平面，自后正中线向外侧直到腋后线。

（3）髂嵴弓形切口：从骶骨正中向外上沿髂嵴弓状切至腋后线（不可太深，以免损伤由竖脊肌外侧缘浅出在浅筋膜中跨髂嵴行至臀部的臀上皮神经）。

3. 解剖浅层结构　将皮肤连同背部浅筋膜一起分别自内侧翻向外侧。

（1）解剖皮神经和浅血管：皮神经和浅血管于背部正中线两侧的浅筋膜浅面，根据走行与位置仔细寻找从深筋膜穿出的脊神经后支（皮支）及伴随的细小肋间后血管的穿支。胸神经后支在背上部靠近棘突处穿出，在下部于近肋角处穿出。第 1 ～ 3 腰神经后支自竖脊肌外侧缘浅出，再越过髂嵴至臀部，形成臀上皮神经。第 2 胸神经后支的皮支最长，应在平肩胛冈高度找寻。

（2）清除残余浅筋膜，暴露出深筋膜。

4. 解剖深层结构

（1）解剖深筋膜浅层：背部深筋膜的浅层包裹背阔肌并形成肌鞘。深筋膜深层在棘突和髂嵴等部位骨面附着。需要边解剖，边清除，边修洁。修洁肌肉时，应使肌纤维紧张，沿肌纤维方向清除深筋膜。在胸背部修洁背阔肌时，注意保留胸腰筋膜（是背阔肌起始部的腱膜）；在腰部外侧，背阔肌的前方，修洁并完整显露腹外斜肌后缘。

（2）观察背部浅层肌及肌间三角：观察背阔肌，主要起自背部正中线，止于肱骨的小结节嵴。观察并理解背阔肌外下缘、髂嵴和腹外斜肌后缘之间构成的腰下三角，其深面是腹内斜肌。

（3）解剖背阔肌：紧贴背阔肌深面并从其外下缘插入刀柄，向内上钝性剥离。沿背阔肌的肌性部分与腱膜的移行线外 1cm 处纵行切开背阔肌并翻向外侧。仔细分开深面的下后锯肌，观察并切断背阔肌在下位 3 ～ 4 肋和肩胛骨下角背面的起点。在接近腋区的地方找寻胸背神经、动脉和静脉，清理并追踪其与背阔肌的关系。

(4) 观察背浅肌深层和腰上三角：背浅肌深层主要包括下后锯肌等。在胸背部和腰部移行处修洁很薄的下后锯肌（起自正中线，止于第 9 ～ 12 肋），沿背阔肌的切断线切开下后锯肌并翻向外侧，观察其在肋骨的止点。

再次体会并理解由下后锯肌下缘、竖脊肌外侧缘和腹内斜肌后缘共同围成腰上三角（第 12 肋参与围成时则为四边形区域）。其表面被覆背阔肌，深面有腹横肌腱膜。腹横肌及腹横肌筋膜深面有肋下神经、髂腹下神经和髂腹股沟神经自内上斜向外下穿行。

(5) 解剖深筋膜深层：重点解剖并观察胸腰筋膜，沿竖脊肌的中线纵向切开胸腰筋膜后层，翻向两侧以显露竖脊肌；用拉钩拉竖脊肌向内侧，观察深面的胸腰筋膜中层，理解并体会竖脊肌鞘的组成（胸腰筋膜中层的深面结构暂时不解剖）。

(6) 解剖竖脊肌：竖脊肌是背部深层的长肌，纵列于脊柱两侧，下起自骶骨背面和髂嵴后部，向上分 3 列，小心钝性分离竖脊肌的三列纤维。外侧列止于各肋，称髂肋肌；中间列止于脊椎的横突，上端止于乳突，称最长肌；内侧列止于脊椎的棘突，称棘肌。

(7) 解剖椎管（胸腰段）

1) 打开椎管：尸体头部下垂，腹部垫高，小心清除各椎骨和骶骨背面所有附着的肌肉，保留部分脊神经的后支便于稍后观察其与脊髓和脊神经的联系。用椎板锯沿各椎骨的关节突内侧和骶骨的骶中间嵴内侧纵向锯断椎弓板，再从上、下两端横行凿断椎管的后壁，掀开椎管后壁，观察其内面椎弓板之间的黄韧带。

2) 椎管内容物的观察：椎管壁与硬脊膜之间即为硬膜外隙，仔细清除间隙内的脂肪和椎内静脉丛，小心观察有无纤维隔及其走向；用直剪沿中线纵行剪开硬脊膜，重点观察和体会硬脊膜与其深面菲薄且透明的蛛网膜之间潜在的硬膜下隙。轻轻提起并小心剪开蛛网膜，打开蛛网膜下隙及其下端的终池。详细观察并理解脊髓、脊髓圆锥、终丝和马尾等的结构特征。紧贴脊髓表面有软脊膜，含有丰富的血管。查找并观察在脊髓的两侧有软脊膜形成的齿状韧带，体会其作用和临床意义。

最后，用咬骨钳咬除几个椎间孔后壁的骨质，认真分辨椎间盘、后纵韧带、脊神经节、脊神经根、脊神经干和脊神经的前、后支，体会并分析临床上椎间盘突出形成的解剖学基础。

（三）解剖腹膜后隙

1.解剖肾和肾上腺　向内侧推开降结肠，剥离肾区前面的腹膜，仔细察看包绕左肾表面的肾筋膜，在肾的内侧缘纵行切开肾筋膜并向外翻开，可见肾脂肪囊。在上方观察包被在肾筋膜内的肾上腺，提起肾外缘，查验肾与第 12 肋的关系。同样解剖右肾和右肾上腺。

2.解剖肾蒂及其结构　清除肾门处的脂肪，仔细探查构成肾蒂的肾静脉，肾动脉与输尿管走行及相互的位置关系。追踪左肾静脉的行程、属支等。接着查找右肾静脉，比较左右肾静脉的起止、行程以及属支，并分析临床男性精索静脉曲张左侧多见的原因。

清除肾静脉周围的结缔组织，小心探查肾动脉，追踪其来源、行程和分支，观察并比较左右肾动脉的形态特点。在腹主动脉外侧及肾动脉起点水平稍上方查找肾上腺动脉。

观察肾盂：肾盂位于肾动脉的后方，向下延续为输尿管。追踪输尿管，仔细查看并比较左右输尿管的行程、狭窄、毗邻。

3. 解剖腹主动脉和下腔静脉　仔细剥离腹主动脉与下腔静脉前面的腹膜，注意腹膜后隙诸结构的毗邻关系。脊柱正前方有腹主动脉（为神经丛围绕），右前方为下腔静脉。用无齿镊轻轻提起腹主动脉，小心剖查第 2～4 腰动脉。清理腹主动脉与下腔静脉时，应留意腰淋巴结及髂淋巴结（围绕在髂总血管周围），仔细观察各自排列位置、收纳范围等。

4. 解剖睾丸（卵巢）静脉　根据其自外下向内上的走行方向，在腰大肌下部前面，找寻睾丸（卵巢）静脉，注意其伴行动脉的来源与行程。仔细观察并比较左右睾丸（卵巢）静脉的起止、行程、毗邻等。

5. 解剖腹后壁的淋巴结构　分离开右内侧膈脚，在右内侧膈脚和腹主动脉之间找到乳糜池，仔细观察其位置及走向；依次探查出左、右腰淋巴干与肠淋巴干，细心探寻各自行程、收纳范围及与胸导管的关系。

6. 解剖腹后壁筋膜组织　向内侧翻转肠及肾等腹腔器官，清除腹后壁的腹膜外脂肪。仔细剖查并认真鉴别腹横筋膜、膈下筋膜，腰方筋膜及髂筋膜，理解并体会其位置关系及延续情况。小心清除筋膜，勿损伤腰丛发出的细小神经。

7. 解剖腹后壁的神经　在沿腰大肌的内侧缘仔细找寻纵行的腰交感干，在腹腔干周围小心清理出腹腔淋巴结与腹腔神经丛，找寻腹腔神经节需在腹腔干两侧进行。

根据位置与走行方向，在腰大肌外侧，腰方肌前面，自上而下寻找走行在腰上三角内面的肋下神经（第 12 肋下）、髂腹下神经及髂腹股沟神经；继续向下，分别在髂肌前面、腰大肌外侧找寻股外侧皮神经及股神经；在腰大肌前面找寻生殖股神经；在腰大肌内侧缘找寻闭孔神经。

三、操作注意事项

（1）浅筋膜内皮神经细小不易辨认，清除皮下脂肪时应贴近皮肤，并在皮神经分布位置沿其走行方向找寻。

（2）脊柱区与腹外侧壁延续，扁阔肌腱膜常融合于一起，边界难以分离，需仔细辨认清楚后再剖割。

（3）腹膜后隙内脂肪多，淋巴丰富，血管神经复杂，解剖探查时应根据各结构位置关系及走行小心进行，不可操之过急将一些细小但重要的淋巴组织、血管神经等随脂肪或筋膜等一并清除。

【思考题】
1. 脊柱区有哪些薄弱区域，描述其构成并分析相应的临床意义。
2. 临床可选择在腰上三角经皮肾镜碎石取石术（PNCL），手术依次经过哪些层次，术中不能损伤哪些结构？

（万　炜　卢大华）

第十章 盆 部

第一节 概 述

一、实验目的和要求

(1) 熟悉盆部的境界。
(2) 掌握盆壁、盆底的主要结构、盆膈的概念。
(3) 掌握盆腔主要器官的位置、形态特点、毗邻及临床意义，以及与腹膜的关系。
(4) 掌握盆筋膜的配布特点；盆筋膜间隙的组成、特点及临床意义。
(5) 熟悉男、女盆腔器官的血管、淋巴，了解盆腔内神经的分布。

二、实 验 材 料

(1) 标本：骨盆，男、女性盆腔器官标本，男、女盆腔冠状切面及矢状切面标本。
(2) 模型：骨盆及盆底肌模型，盆腔血管模型。
(3) 操作器械：手术刀柄、刀片、镊子、止血钳、手套、丝线等。
(4) 整尸操作标本。

三、实 验 时 间

实验时间为 4 学时。

第二节 实 验 内 容

一、重 点

(1) 骨盆、盆壁肌。
(2) 膀胱的形态、毗邻。
(3) 直肠的形态、毗邻。
(4) 子宫的位置与毗邻。
(5) 盆膈。

二、难 点

(1) 盆筋膜及筋膜间隙。
(2) 盆部血管、神经。

三、标本及模型观察

（一）骨盆、盆壁及盆筋膜

1. 骨盆 观察骨盆的组成，骨盆界线（terminal line）及骨盆上下口的构成（取骨盆标本或模型）。

（1）观察骨盆的组成：由位于前外侧的双侧髋骨和位于后方骶、尾骨连接而成，主要的骨连接有骶髂关节、骶尾关节、耻骨联合及骶棘韧带、骶结节韧带等。解剖学姿势下，耻骨结节与髂前上棘处于同一冠状面上，而尾骨尖与耻骨联合上缘处于同一水平面上。骨盆（图 10-1）各壁如下：

前壁：耻骨、耻骨支及耻骨联合。后壁：骶骨、尾骨。侧壁：前下部为闭孔；后部为坐骨大孔、坐骨小孔、骶结节韧带、骶棘韧带；侧部为髂骨、坐骨。

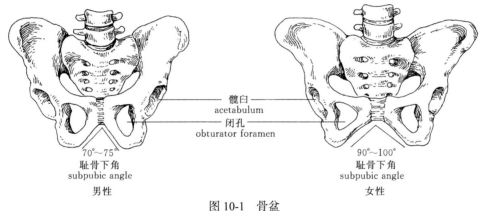

髋臼
acetabulum
闭孔
obturator foramen

70°~75°
耻骨下角
subpubic angle
男性

90°~100°
耻骨下角
subpubic angle
女性

图 10-1 骨盆

（2）观察大、小骨盆：由后向前，骶岬、弓状线、耻骨梳、耻骨结节与耻骨联合上缘共同连成环状的界线。界线以上的骨盆称为大骨盆（greater pelvis），界线以下称为小骨盆（lesser pelvis）。大骨盆围成的大而浅的腔是腹腔的一部分，也称假骨盆。小骨盆围成的腔才是真正的盆腔，称真骨盆。小骨盆有上、下两口。小骨盆上口由界线围成。小骨盆下口由耻骨联合下缘、耻骨下支、坐骨支、坐骨结节、骶结节韧带、尾骨尖围成。骨盆前部左、右各有一孔，称闭孔，大部分由闭孔膜封闭，其上方有一管状裂隙，称为闭膜管。

男、女骨盆差异明显，男性骨盆窄而长，上口呈心形，下口窄小；女性骨盆宽而短，上口近似圆形，下口较宽大。

2. 盆壁肌、盆底肌、盆筋膜及盆筋膜间隙

（1）盆壁肌：取男性、女性骨盆壁标本及模型观察。盆壁肌由闭孔内肌与梨状肌组成。①闭孔内肌位于盆侧壁的前份，该肌起自闭孔膜内面及邻近骨面，肌束向后集中成为肌腱，穿坐骨小孔（lesser sciatic foramen）后转向外侧至臀部的深部，止于转子间窝；②梨状肌覆盖盆侧壁后份，起自骶前孔外侧骶骨盆面，穿坐骨大孔（greater sciatic foramen）出骨盆，行向后外侧，止于股骨大转子。该肌将坐骨大孔分为上下两部分，分别称梨状肌上孔和梨状肌下孔。

观察坐骨大孔、坐骨小孔的位置。坐骨大孔由骶棘韧带、坐骨棘、坐骨大切迹围成。坐骨小孔由骶结节韧带、坐骨小切迹、骶棘韧带围成（图 10-2）。

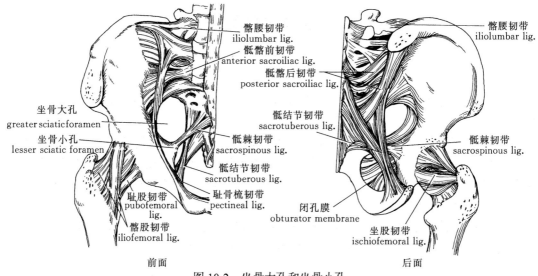

图 10-2 坐骨大孔和坐骨小孔

（2）盆底肌（盆膈肌）：由肛提肌（levator ani）和尾骨肌（coccygeus）组成。先找到肛提肌腱弓，从骨盆上面观察，连于坐骨棘和耻骨联合下端之间有一乳白色（模型上显示颜色）条索样结构，这就是肛提肌腱弓，此为肛提肌与闭孔内肌的分界处，肛提肌腱弓后方为肛提肌，前上方为闭孔内肌。肛提肌为一对，起自耻骨联合后面、盆筋膜腱弓（又称肛提肌腱弓）和坐骨棘，止于尾骨、肛尾韧带和会阴中心腱，左右联合呈漏斗状，中央有肛管通过。尾骨肌位于肛提肌后方，骶棘韧带上面。尾骨肌起自坐骨棘盆面，止于尾骨及骶骨下部的侧缘，呈三角形。肛提肌和尾骨肌一道封闭骨盆下口（图 10-3）。

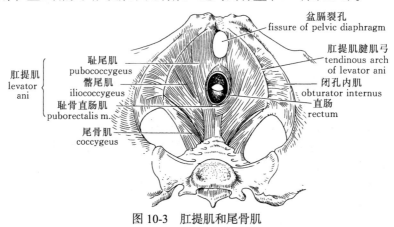

图 10-3 肛提肌和尾骨肌

（3）盆筋膜及筋膜间隙：观察盆筋膜（pelvic fascia）分布、形成的结构；观察盆筋膜间隙的位置、内容。

1）盆壁筋膜（parietal pelvic fascia）：覆盖盆前、后及两侧壁的盆面。盆壁筋膜在耻骨盆面至坐骨棘之间明显增厚，形成肛提肌腱弓（又称盆筋膜腱弓），其位置在前面已经观察。位于骶骨前方的部分，称骶前筋膜（presacral fascia）；覆盖于梨状肌的盆面，称梨状肌筋膜；覆盖于闭孔内肌的表面，称闭孔内肌筋膜。

2）盆膈筋膜（fascia of pelvic diaphragm）：覆盖于盆膈肌的上下面，分别称盆膈上筋膜和盆膈下筋膜。

3）盆脏筋膜（visceral pelvic fascia）：为盆膈上筋膜向器官的延续。

4）盆筋膜间隙：①耻骨后隙（retropubic space）：又称膀胱前隙，前界为耻骨联合、耻骨上支及闭孔内肌筋膜；后界在男性为膀胱和前列腺，在女性为膀胱；两侧界为盆脏筋膜形成的耻骨前列腺韧带（女性为耻骨膀胱韧带）；上界为壁腹膜返折部；下界为盆膈、耻骨前列腺韧带（男）或耻骨膀胱韧带（女）。②骨盆直肠隙（pelvirectal space）：又称直肠旁隙（pararectal space），上界为腹膜，下界为盆膈，内侧界为直肠筋膜鞘，外侧界为髂内血管鞘及盆侧壁，前界在男性为膀胱和前列腺，女性为子宫颈下部、阴道上部和子宫阔韧带，后界为直肠与直肠侧韧带。③直肠后隙（retrorectal space）：又称骶前间隙，位于直肠筋膜与骶前筋膜之间，前界为直肠筋膜鞘，后界为骶前筋膜，两侧借直肠侧韧带与骨盆直肠隙分开，上界为盆腹膜在骶骨前面的返折部，下界为盆膈。

（4）盆腔内的腹膜：取男、女性腹膜的整盆标本观察盆腔内腹膜的覆盖情况。

1）男性盆腔内的腹膜：腹前壁腹膜下降入骨盆覆盖膀胱上面和后面上份，继而精囊和输精管壶腹上方达直肠，返折向上经直肠中部前面及上部前面和侧面，然后与腹后壁腹膜相延续，膀胱上面的腹膜向两侧移行为盆侧壁腹膜。直肠与膀胱间形成直肠膀胱陷凹，陷凹两侧有直肠膀胱襞。

2）女性盆腔内的腹膜：腹前壁腹膜下降入骨盆，覆盖膀胱的上面返折至子宫体前面形成膀胱子宫陷凹后，绕子宫底至子宫体、颈后面和阴道后穹隆上面再转折至直肠，覆盖直肠中部前面之上部前面和侧面形成直肠子宫陷凹，然后向上与腹后壁腹膜延续。直肠子宫陷凹两侧为直肠子宫襞，子宫前、后壁腹膜向两侧延伸而形成子宫阔韧带。

（二）盆部的血管、神经及淋巴

1. 血管

（1）髂总动脉（common iliac artery）：腹主动脉平第 4 腰椎水平分为左、右髂总动脉，沿腰大肌内侧行向外下，至骶髂关节前方分为髂内、外动脉。

（2）髂外动脉（external iliac artery）：沿腰大肌内侧缘下行，至腹股沟韧带中点深面移行为股动脉。髂外动脉在靠近腹股沟韧带处发出旋髂深动脉和腹壁下动脉。

（3）髂内动脉（internal iliac artery）：髂内动脉从髂总动脉分出后向下越过骨盆上口入盆腔，沿盆后外侧壁下行，至梨状肌上缘分为前、后两干，前干分壁支和脏支，后干全为壁支。前干壁支有闭孔动脉（闭孔动脉在穿闭膜管之前可以看到发出一支小血管，向上与腹壁下动脉吻合，有的人该吻合支相对粗大，临床上如碰到该吻合支异常粗大，做疝修补术时要特别防止损伤该吻合支）、臀下动脉；脏支有脐动脉、子宫动脉（女性）、输精管动脉（男性）、直肠下动脉、膀胱上动脉、膀胱下动脉，直肠上动脉、阴部内动脉。后干壁支有髂腰动脉、骶外侧动脉，臀上动脉（图 10-4）。

（4）髂内静脉（internal iliac vein）：与动脉同名和伴行。

2. 神经　观察骶丛、腰丛的闭孔神经及盆部的内脏神经。骶丛位于盆壁后外侧壁，骶骨和梨状肌的前面，髂内动脉的后方。其分支分别出梨状肌上、下孔于臀部、下肢和会阴。闭孔神经自腰大肌内侧缘穿出，与闭孔动脉伴行，穿闭孔至大腿内侧。

3. 淋巴　盆部的主要淋巴结群如下：

（1）髂总淋巴结（common iliac lymph nodes）：分布于髂总动脉两侧及前方。

（2）髂外淋巴结（external iliac lymph nodes）：分布于髂外动脉两侧的数个淋巴结，输

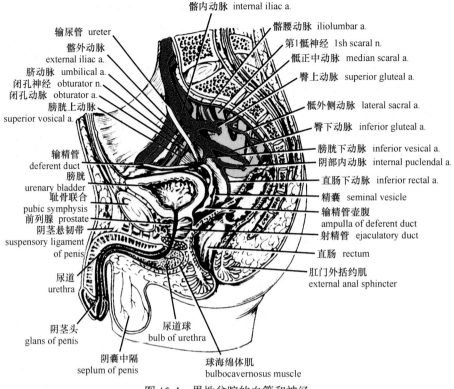

图 10-4　男性盆腔的血管和神经

出管向上注入髂总淋巴结。

　　(3) 髂内淋巴结 (internal iliac lymph nodes)：分布于髂内血管两侧，收纳盆内器官和盆壁的淋巴，其输出管注入髂总淋巴结。

　　(4) 骶淋巴结 (sacral lymph nodes)：沿骶正中动脉排列，收纳盆后壁、直肠等处淋巴，输出管注入髂总淋巴结或髂内淋巴结。

（三）盆腔器官

　　盆腔器官配布前为膀胱 (urinary bladder) 及尿道 (urethra)，后为直肠 (rectum)，中间为输精管壶腹 (ampulla ductus deferentis)、精囊 (seminal vesicle) 和前列腺 (prostate)（男性）或子宫 (uterus)、阴道 (vagina)、输卵管 (uterine tube) 和卵巢 (ovary)（女性）。

　　1. 膀胱　观察膀胱的位置、形态、内部结构及毗邻，膀胱与腹膜的关系等。

　　(1) 位置：位于盆腔的前部，耻骨联合及耻骨支的后方。

　　(2) 形态：空虚时呈锥状，分尖、体、底、颈四部。膀胱颈在男性接前列腺底，而在女性接连在尿生殖膈上。

　　(3) 内面结构：在膀胱底内面有一平滑的三角形区称膀胱三角，此三角由双侧输尿管口和尿道内口围成。此区缺乏黏膜下层，所以无论膀胱空虚或充盈，都很平滑。在两输尿管口之间有一横行黏膜皱襞，称输尿管间襞。在膀胱镜检时可看到此襞为一苍白带，是寻找左、右输尿管口的标志。膀胱三角为结核和肿瘤好发部位，因此临床上膀胱镜检时为重点观察区域。

　　(4) 毗邻：下外侧面与耻骨支、耻骨联合及后方的耻骨后间隙、闭孔内肌及筋膜、肛提肌、输尿管盆段及输精管等相邻；上面为腹膜所覆盖，男性与小肠肠袢相邻；女性与子宫相邻；后面为直肠膀胱陷凹、直肠膀胱隔、直肠、输精管壶腹、精囊（男性），膀胱阴道隔、子宫、阴道（女性）。

（5）膀胱与腹膜的关系：膀胱空虚时为腹膜外位器官；充盈时为腹膜间位器官。当膀胱充盈时，覆盖于其上面的腹膜返折也随之上移，腹膜返折线远离耻骨联合上缘，以致无腹膜覆盖的膀胱部分直接与腹壁相贴。在临床上，可借此在耻骨联合上缘穿刺膀胱，或做耻骨联合上膀胱造瘘术；行膀胱肿瘤切除和切开取石时，可先用无菌生理盐水人为充盈膀胱，使得膀胱手术可在腹膜外进行而不至于污染腹膜腔。

（6）血管、神经的分布：①动脉：膀胱上动脉，该动脉发自脐动脉近侧段，分布于膀胱上、中部；膀胱下动脉发自髂内动脉，分布于膀胱底、精囊及输尿管盆部下份等处。②静脉：膀胱的静脉在膀胱和前列腺两侧形成膀胱静脉丛，汇成膀胱静脉，注入髂内静脉。③神经：膀胱的交感神经来自脊髓第 11、12 胸节和第 1、2 腰节，经盆丛至膀胱分布于膀胱三角。膀胱的副交感神经为来自脊髓第 2～4 骶节的盆内脏神经。

2. 直肠　直肠在第 3 骶椎高度，上续乙状结肠，向下穿盆膈接肛管，全长约 12cm。观察直肠的位置、特点、毗邻、血供及神经支配等。

（1）位置：位于盆腔的后部，骶、尾骨的前方。

（2）特点：直肠矢状面上有 2 个弯曲，冠状面上有 3 个侧曲。

1）矢状面上：骶曲为适应骶骨前面的曲度凹向前。会阴曲为绕尾骨尖的前方，凹向后。

2）冠状面上：首先弯向右（形成上侧曲），再弯向左（形成中侧曲），最后弯向右（形成下侧曲）。直肠内面的黏膜有上、中、下 3 条呈半月形的横行皱襞，称直肠横襞。

临床上直肠或乙状结肠镜检时，应注意直肠的弯曲，以避免肠管损伤。

（3）毗邻：后面为骶骨、尾骨、骶前静脉丛、骶前筋膜、骶正中血管、骶外侧血管、梨状肌、骶丛、盆内脏神经、盆交感干等；两侧为直肠侧韧带、直肠下血管、盆内脏神经、盆丛及髂内血管的分支；前面，男性在腹膜返折以上隔直肠膀胱陷凹与膀胱底上部、精囊、输精管壶腹毗邻，腹膜返折以下借直肠膀胱膈与膀胱底下部、精囊、输精管壶腹、前列腺及输尿管盆段相毗邻，在女性，腹膜返折以上借直肠子宫陷凹邻子宫及阴道后穹隆，腹膜返折以下借直肠阴道膈与阴道相邻。

直肠指检：借助直肠指检可间接感触直肠下部毗邻的诸多结构，从而帮助诊断这些结构的病变。直肠指检时，向前在男性可触到膀胱底、前列腺、精囊、输精管壶腹等，在女性可触到子宫颈及阴道上部；向后可触到骶骨、尾骨及骶前间隙（直肠后间隙）等；向两侧可触及坐骨棘、坐骨结节，女性则能触到输卵管及卵巢等。临床上直肠指检主要用于帮助诊断坐骨肛门窝脓肿、直肠膀胱陷凹或子宫直肠陷凹积液、男性前列腺疾病、女性子宫或附件病变；在分娩时帮助判断子宫颈开大程度等。

（4）直肠与腹膜的关系：直肠上 1/3 部前面及两侧为腹膜覆盖，为间位器官；中 1/3 部前面为腹膜所覆盖，为腹膜外位器官；下 1/3 部无腹膜覆盖。

（5）血管、神经的分布：①动脉：有直肠上动脉、直肠下动脉、肛动脉及骶正中动脉分布。②静脉：静脉来自直肠肛管静脉丛，与前述同名动脉伴行。③神经：交感神经来自盆内脏神经的副交感神经和肛神经。

3. 子宫　观察非妊娠时子宫的形态、位置、毗邻和子宫的韧带，以及子宫血供与神经分布等。

（1）形态：子宫为腹膜间位器官，呈倒梨状，有前、后面和两侧缘。分为底、体、峡、颈四部。其中子宫峡部非妊娠时长约 1cm。妊娠晚期子宫峡可长达 7 ~ 11cm，形成"子宫下段"，临床上常选择此处做腹膜外的剖腹取胎术。

（2）位置：位于盆腔中部，膀胱与直肠之间。呈轻度的前倾前屈位（前倾即子宫长轴与阴道长轴相交而呈前开放的钝角，大约为 90°；前屈即子宫体与宫颈之间向前开放的钝角，约为 170°）。子宫颈在坐骨棘平面以上，若子宫颈低于坐骨棘平面则为子宫脱垂。

（3）固定装置：子宫的正常位置主要依靠盆膈、尿生殖膈、会阴中心腱及子宫周围韧带等维持（图 10-5）。子宫周围韧带主要有：子宫阔韧带（维持子宫中立）、子宫主韧带

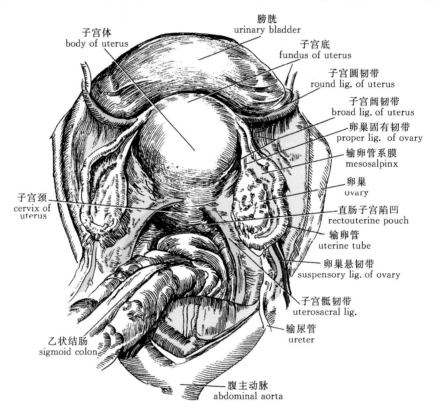

上面观

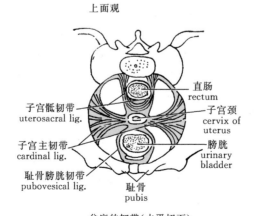

盆底的韧带（水平切面）

图 10-5　子宫的固定装置

（保持子宫不下垂）、子宫圆韧带（维持子宫前倾）、骶子宫韧带（维持子宫前屈）、耻骨子宫韧带（使子宫不后倒）。

（4）毗邻：前面为膀胱子宫陷凹、膀胱；两侧为输卵管、子宫阔韧带、子宫圆韧带、卵巢固有韧带、子宫主韧带、骶子宫韧带、子宫血管及输尿管盆段；后面为直肠子宫陷凹、直肠。

（5）血管、神经分布：①动脉：子宫动脉来自髂内动脉，沿盆侧壁向前内下行至阔韧带基部，在此韧带两层腹膜间向内行，在距子宫颈侧缘约 2cm 处越过输尿管的前上方与其交叉，继而在阴道穹隆侧部上方行向子宫颈，沿子宫侧缘迂曲上行，沿途发支至子宫壁。当行至子宫角处分为输卵管支和卵巢支。②静脉：起自子宫阴道静脉丛，在平子宫口高度汇成子宫静脉，汇入髂内静脉。③神经：主要发自盆丛中的子宫阴道丛。

4. 卵巢　观察卵巢的位置、形态、血管及固定装置等。

（1）位置与形态：位于盆侧壁的卵巢窝内；左右各一，呈扁椭圆形。其大小、形状和位置随年龄、发育及是否妊娠而异。卵巢分上、下两端，前、后两缘，内、外两面。

（2）血管：①卵巢动脉：起自于腹主动脉，下行至骨盆口处，跨越髂总血管，向下经卵巢悬韧带进入阔韧带，分支经卵巢系膜入卵巢。②卵巢静脉：在盆腔内与同名动脉伴行，左侧注入左肾静脉，右侧注入下腔静脉。

（3）固定装置：卵巢由卵巢悬韧带连于盆侧壁，下端由卵巢固有韧带连于子宫角，前缘借卵巢系膜连于子宫阔韧带腹膜后层。

5. 输卵管　观察输卵管的位置与分部等。

（1）位置：位于子宫阔韧带上缘。长 8～10cm。

（2）分部：输卵管由内往外分为子宫部、峡部、壶腹部和漏斗部。其中输卵管峡部管壁厚、管腔小，是临床女性输卵管结扎的常用部位。输卵管壶腹部管腔宽大，是卵受精的部位，亦是异位妊娠常见的部位。输卵管容易与子宫圆韧带或卵巢固有韧带相混淆。临床上手术寻找输卵管时，首先找到子宫底，然后沿子宫两侧找输卵管及输卵管伞，辨认输卵管的标志为输卵管伞。

（3）血管：输卵管子宫部与峡部由子宫动脉分支供血，输卵管壶腹部与漏斗部（输卵管伞）由卵巢动脉分支供血；输卵管的静脉向内侧汇入子宫静脉，向外侧汇入卵巢静脉。

6. 阴道　观察阴道的位置、毗邻及阴道穹隆等。

（1）位置：位于小骨盆腔的中央，为前后两壁相贴的肌性管道，伸展性大，其上端包绕子宫颈阴道部，下端开口于阴道前庭。

（2）毗邻：阴道前壁上部与膀胱底和膀胱颈相邻，前壁的中下部与尿道相邻；后壁上份前方的阴道穹隆后部与直肠子宫陷凹只隔阴道后壁和一层腹膜，后壁的其余部分，自上而下分别与直肠壶腹和肛管相邻；在阴道穹隆侧部的外上方，相当于子宫阔韧带基部处的子宫主韧带内，有输尿管及子宫动脉经过。

（3）阴道穹隆：阴道环绕子宫颈阴道部的部分与子宫颈形成一环行而深浅不一的阴道穹隆，按部位分前穹隆、后穹隆及左、右侧穹隆。后部较深，其上部后方与直肠子宫陷凹相接近。临床上可经阴道穹隆后部穿刺引流腹膜腔积液。

7. 前列腺、精囊和输精管　观察它们的形态、毗邻关系等（图 10-6）。

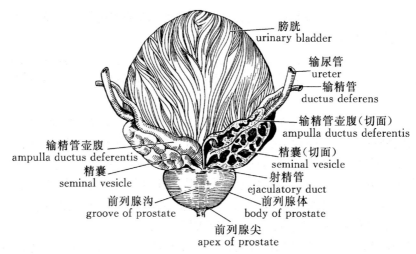

图 10-6　前列腺、精囊与输精管壶腹

（1）前列腺：位于膀胱颈和尿生殖膈之间。上部宽大为前列腺底，与膀胱颈邻接；其前部有尿道穿入，后部则有双侧射精管向前下穿入；下端尖细，为前列腺尖，向下与尿生殖膈上面接触；尖与底之间为前列腺体，两侧有前列腺提肌绕过，尿道从尖穿出。前列腺有前面、后面和两外侧面。后面平坦，正中有一纵行浅沟，称前列腺沟。前列腺上方为膀胱；后面借直肠膀胱膈与直肠壶腹相隔；前面有耻骨前列腺韧带，使前列腺筋膜（鞘）与耻骨后面相连。老年男性前列腺良性肥大是引起尿道梗阻的常见原因，临床上行直肠指检时，向前可扪及前列腺形态、大小、硬度等。

（2）精囊：位于膀胱底的后面，输精管的外侧一表面凹凸不平的长椭圆形结构。

（3）输精管：经腹股沟管深环入腹腔后，沿盆腔侧壁后下行，从输尿管末端的前上方跨过，达膀胱底的后面。在此，两侧输精管逐渐接近，并均匀膨大成不规则的输精管壶腹。

第三节　解剖操作

一、操作要点

探查盆腔器官；膀胱的位置、毗邻；直肠形态、位置与毗邻；子宫的位置、毗邻及固定装置；输卵管行程、分部；盆筋膜间隙。

二、操作步骤

（一）标本体位

标本（打开腹前外侧壁，显示盆腔的标本）取仰卧位。

（二）探查盆腔结构

1. 男性　腹前壁腹膜向下至耻骨联合上方折向后，覆盖膀胱上面和两侧面及精囊上端，继折向后上方，覆盖直肠中段的前面以及上段的前面和侧面，再向上包裹乙状结肠并延续为乙状结肠系膜。腹膜向两侧移行到盆侧壁，在膀胱与直肠之间形成直肠膀胱陷凹。陷凹两侧有一近矢状位的腹膜皱襞，绕直肠两侧至骶骨前面为骶生殖襞。膀胱两侧面的腹膜向上返折至盆侧壁时形成膀胱旁窝，此窝大小随膀胱充盈程度而变化。由前向后或由左向右用手探查腹膜的延续、转折情况。

2.女性　在膀胱与直肠之间有子宫和阴道上段，故腹膜自膀胱上面向后移行覆盖子宫体、底和阴道后壁上部，再折向后上覆盖直肠中段前面和两侧。腹膜在膀胱与子宫之间、子宫与直肠之间的转折形成两陷凹。前者为膀胱子宫陷凹，后者为直肠子宫陷凹。在站立位或坐位时，直肠子宫陷凹是腹膜腔的最低点。覆盖子宫前、后面的腹膜向两侧延伸形成双层腹膜，为子宫阔韧带，其上缘包含输卵管。透过阔韧带前层可见子宫圆韧带自子宫角行向前外至腹股沟管深环。膀胱两侧有腹膜形成的膀胱旁窝。直肠子宫陷凹两侧有近矢状位的直肠子宫襞，襞内有骶子宫韧带。

（三）剥离盆腹膜

腹膜在膀胱（或子宫）与直肠的表面连接紧密，而在侧壁连接较松。先从盆腔侧壁将盆壁腹膜撕下至膀胱与直肠两侧处，再沿膀胱与直肠两侧将腹膜剪下。

（四）探查盆筋膜间隙

1.耻骨后隙　将膀胱推向后，将手指伸入耻骨联合与膀胱之间，探查耻骨后隙，此隙内主要为疏松结缔组织、脂肪和静脉丛。

2.直肠后隙　将直肠推向前，将手指伸入直肠与骶前筋膜之间，探查直肠后隙，此系内有疏松结缔组织、直肠上动脉和奇神经节等。

（五）解剖输尿管盆部

在髂血管前方找到输尿管，向下追至膀胱底，并观察其行程。主要以钝性分离，以防损坏其他结构。

（六）解剖盆腔器官

1.解剖膀胱

（1）男性：将膀胱从耻骨后方分离，并清理其周围的结缔组织，观察其外形、毗邻。膀胱分为尖、体、底、颈。膀胱下外侧面与耻骨支、耻骨联合及后方的耻骨后间隙、闭孔内肌及筋膜、肛提肌、输尿管盆段及输精管等相邻；上面为腹膜所覆盖，与小肠肠袢相邻；后面为直肠膀胱陷凹、直肠膀胱膈、直肠、输精管壶腹、精囊。剖开膀胱，在其内面找到输尿管间襞，两侧输尿管在膀胱内开口及尿道内口为膀胱三角，比较此区域黏膜与膀胱其他部位黏膜。

（2）女性：将膀胱从耻骨后方分离，并清理其周围的结缔组织，观察其外形、毗邻。膀胱分为尖、体、底、颈。膀胱下外侧面与耻骨支、耻骨联合及后方的耻骨后间隙、闭孔内肌及筋膜、肛提肌、输尿管盆段及输精管等相邻；膀胱子宫俯伏于膀胱后上方，其间由膀胱子宫陷凹分隔；后面为膀胱阴道膈、子宫、阴道等。

2.解剖输精管　在腹股沟管深环处找出输精管（位于腹壁下动脉的外侧），向盆腔追至膀胱底，并观察其行程。主要以钝性分离，以防损坏其他结构。

3. 解剖输精管壶腹、精囊　在膀胱与直肠之间分离上述结构。方法为沿输精管，输尿管向下追踪，然后将其全部分离出来，并清理其周围的结缔组织。观察它们外形及相互关系。

4. 解剖前列腺　接膀胱尖的为前列腺，将其与盆壁及后面的直肠分离，其下方为尿道穿尿生殖膈而相连，观察前列腺外形、毗邻。前列腺上方为膀胱，后面借直肠膀胱膈与直肠壶腹相隔，前面有耻骨前列腺韧带，使前列腺筋膜（鞘）与耻骨后面相连。

5. 解剖子宫、输卵管

（1）解剖观察子宫的形态、位置、毗邻及固定装置等：子宫位于盆腔中部，膀胱与直肠之间。解剖观察理解子宫处轻度前倾前屈位的含义。子宫周围韧带主要有子宫阔韧带、子宫主韧带、子宫圆韧带、骶子宫韧带、耻骨子宫韧带。子宫前面为膀胱子宫陷凹、膀胱；两侧为输卵管、子宫阔韧带、子宫圆韧带、卵巢固有韧带、子宫主韧带、骶子宫韧带、子宫血管及输尿管盆段；后面为直肠子宫陷凹、直肠。解剖观察子宫动脉与输尿管的位置关系，在子宫阔韧带韧带两层腹膜间，距子宫颈外侧缘约2cm处，仔细分离子宫动脉及输尿管，可见子宫动脉越过输尿管的前上方与其交叉，继而在阴道穹隆侧部上方行向子宫颈，沿子宫侧缘迂曲上行，沿途发支至子宫壁。

（2）解剖观察输卵管行程、分部等：输卵管位于子宫阔韧带上缘。输卵管由内往外分为输卵管子宫部、输卵管峡部、输卵管壶腹部、输卵管漏斗部（输卵管伞）。

6. 解剖直肠　将直肠从骶骨前面分离，并清理其周围的结缔组织，观察其行程、毗邻等。直肠有"两曲""三弯"。直肠骶曲为适应骶骨前面的曲度凹向前；会阴曲为绕尾骨尖的前方，凹向后。冠状面上直肠首先弯向右（形成上侧曲），再弯向左（形成中侧曲），最后弯向右（形成下侧曲）。

（1）男性：直肠后面为骶骨、尾骨、骶前静脉丛、骶前筋膜、骶正中血管、骶外侧血管、梨状肌、骶丛、盆内脏神经、盆交感干等；两侧为直肠侧韧带、直肠下血管、盆内脏神经、盆丛及髂内血管的分支；前面为腹膜返折以上隔直肠膀胱陷凹与膀胱底上部、精囊、输精管壶腹毗邻，腹膜返折以下借直肠膀胱膈与膀胱底下部、精囊、输精管壶腹、前列腺及输尿管盆段相毗邻。

（2）女性：直肠后面为骶骨、尾骨、骶前静脉丛、骶前筋膜、骶正中血管、骶外侧血管、梨状肌、骶丛、盆内脏神经、盆交感干等；两侧为直肠侧韧带、直肠下血管、盆内脏神经、盆丛及髂内血管的分支；前面为腹膜返折以上借直肠子宫陷凹邻子宫及阴道后穹隆；腹膜返折以下借直肠阴道膈与阴道相邻。

（七）解剖盆腔血管和淋巴结

1. 解剖观察直肠上动脉　沿腹部已解剖出来的肠系膜下动脉向下追踪，找出进入盆腔的直肠上动脉。该动脉在直肠两侧分支进入直肠。

2. 解剖观察骶正中动脉和骶淋巴结　将直肠推向前，在骶骨前面中线处试寻找细小的骶正中动脉及沿血管排列的骶淋巴结。

3. 解剖观察卵巢动脉　起自腹主动脉，跨过髂外血管后，即进入卵巢悬韧带，继续下行到子宫阔韧带两层间，与子宫动脉到卵巢的分支吻合成弓，自弓发出分支到卵巢和子宫。

4. 解剖观察髂总和髂外动、静脉及淋巴结　髂总动脉在骶髂关节前方分为髂外、内动脉。现清理髂总和髂外动、静脉及同名淋巴结。淋巴结可保留1～2个，备日后复习。

在腹腔内剖查腹壁下动脉起始段时观察其是否发出异常的闭孔动脉，因其常发出异常的闭孔动脉。如有将其追逐至闭孔，并观察与股环的关系。

5.解剖观察髂内动脉及其分支

（1）男性：从骶髂关节前方向下清理髂内动脉至坐骨大孔上缘，修洁其分支。壁支有闭孔动脉、臀上动脉、臀下动脉、髂腰动脉和骶外侧动脉。脏支有脐动脉、膀胱下动脉、直肠下动脉和阴部内动脉。壁支清理至穿盆壁处，脏支（除阴部内动脉外）清理至入器官处。臀上动脉、臀下动脉、阴部内动脉穿过盆壁进入臀部，穿梨状肌上孔者为臀上动脉；穿梨状肌下孔有臀下动脉和阴部内动脉，可待到臀部解剖观察和分辨。闭孔动脉穿闭膜管，穿过的部分待到股内侧解剖观察。髂腰动脉发自髂内动脉起始处，向后上行，穿经腰大肌深面至髂窝。骶外侧动脉发自髂内动脉，常分为上、下两支。上支经第一骶前孔入骶管；下支向内下跨越骶丛，在骶骨前面，骶前孔内侧下行。各动脉分支的伴行静脉、器官周围的静脉丛和髂内淋巴结等可随观察而清除之。较粗静脉切除前宜先结扎，以防凝血脱出沾染结构。器官周围结缔组织中的神经丛不可除去，留待下一次剖查。

（2）女性：除观察上述动脉外，子宫动脉位于子宫阔韧带的基部，起自髂内动脉，由外向内行向子宫颈，在子宫颈的外侧 2cm 处，输尿管位于子宫动脉的后下方，解剖时应仔细观察其交叉关系。

（八）解剖观察盆腔神经

1.解剖观察上腹下丛和盆丛　在第 5 腰椎前方，中线附近用尖镊分离自腹主动脉丛向下延续的上腹下丛，向下延至直肠两侧续于盆丛（下腹下丛）。盆丛与结缔组织不易分离，稍为显露即可。

2.解剖观察盆内脏神经和骶交感干　提起盆丛，清理观察第 2～4 骶神经前支各发出一条盆内脏神经加入盆丛。在骶前孔内侧清理骶交感干和位于尾骨前方的奇神经节，节小不必细找。

3.解剖观察骶丛　在腰大肌内侧缘深面清出腰骶干，向下在骨盆后壁清理各骶神经前支，它们自骶前孔穿出，斜向外下在梨状肌前吻合成骶丛。

4.解剖观察闭孔神经　分别在腰大肌内侧寻找闭孔神经（注意与腰骶干区分）。与闭孔动脉伴行，穿闭膜管。

三、操作注意事项

子宫的固定装置复杂，解剖难度大，区分困难。

【思考题】

1.简述盆膈的构成及作用。

2.男性患者直肠指检向前方或后方能触到哪些结构？

3.子宫有哪些固定装置保持其正常位置？

4.简述输卵管结扎手术切口部位、层次、辨认标志、结扎部位。

（安　高）

第十一章 会 阴

第一节 概 述

一、实验目的和要求

(1) 掌握会阴的概念。熟悉其分区。了解男性、女性会阴结构的特点。

(2) 掌握尿生殖膈构成，男性、女性会阴浅隙、会阴深隙的组成及其内容物；掌握会阴中心腱的形成及其临床意义。熟悉男性尿道破裂尿外渗的解剖特点。

(3) 掌握坐骨肛门窝、肛管的主要结构特点及临床意义。

二、实验材料

(1) 标本：男性、女性外生殖器标本，会阴血管标本。

(2) 模型：男性、女性会阴模型，盆底尿生殖膈模型。

(3) 操作器械：手术刀柄、刀片、镊子、止血钳、手套、丝线等。

(4) 整尸操作标本。

三、实验时间

实验时间为4学时。

第二节 实验内容

一、重 点

(1) 坐骨肛门窝的位置、构成、内容。

(2) 尿生殖膈。

(3) 会阴中心腱、会阴浅隙、会阴深隙。

(4) 肛管。

二、难 点

(1) 肛门括约肌、肛直肠环。

(2) 会阴浅、深隙构成，尿生殖膈。

三、标本及模型观察

会阴（perineum）位于两股之间，分为广义会阴和狭义会阴。狭义会阴在男性指阴茎根至肛门之间的部分；女性为阴道前庭后端至肛门之间的区域，女性狭义会阴又称产科会阴。

广义会阴指的是盆膈以下封闭小骨盆下口的全部软组织。略呈菱形，前为耻骨联合下缘和耻骨弓状韧带；两侧为耻骨弓、坐骨结节和骶结节韧带，后为尾骨尖。以两侧坐骨结节的连线为界，分为前方的尿生殖三角或尿生殖区（urogenital region）和后方的肛门三角或肛区（anal region）（图 11-1）。

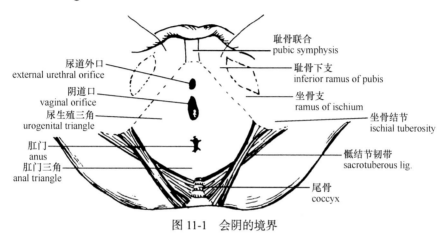

图 11-1　会阴的境界

（一）会阴中心腱

取男性、女性会阴标本模型观察，会阴中心腱（perineal cental tendon）又称会阴体（perineal body）。男性位于肛门与阴囊根部之间，女性位于肛门与阴道前庭之间，为腱性结构。附着于此的有：肛门外括约肌、球海绵体肌、会阴浅横肌、会阴深横肌、尿道阴道括约肌（女）或尿道括约肌（男）和肛提肌。为狭义会阴的重要组成部分，具有加固盆底和承托盆腔器官的作用。分娩时，可破裂造成会阴撕裂，应注意保护。

（二）肛区

肛区内主要包括肛管（anal canal）和坐骨肛门窝（ischiorectal fossa）。

1.肛管　上续直肠，下为肛门，主要观察肛管内面观和肛门括约肌。

（1）内面观：取男性、女性会阴矢状切标本模型或离体标本模型观察：肛柱（anal columns）、肛直肠线（anorectal line）、肛瓣（anal valves）、齿状线（dentate line）、肛窦（anal sinuses）、肛白线（anal white line）、肛梳（anal pecten）（或痔环）（图 11-2）。

1）肛柱：在肛管上段的内面，可见 6～10 条纵行的黏膜皱襞，即肛柱。

2）肛直肠线：平肛柱上端的环形线。

3）肛瓣：相邻肛柱下端之间的半月形黏膜皱襞。

4）齿状线：肛柱下端和肛瓣基部连成的锯齿状环形线。

5）肛窦：肛瓣与相邻肛柱下端共同围成的小隐窝，窦口朝上。

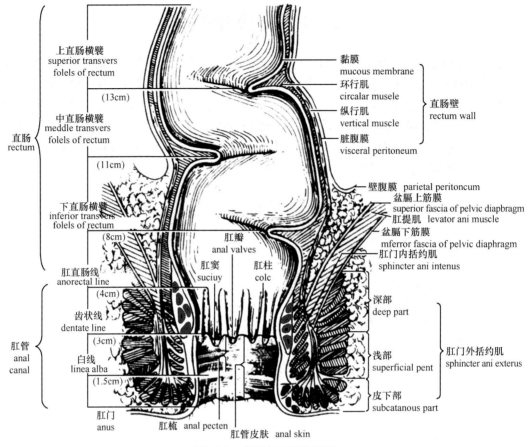

图 11-2　直肠与肛管内面观

6）肛白线：此处可扪及括约肌间沟，为肛门内、外括约肌交界处，活体上可见浅蓝色的环形线。

7）肛梳：齿状线与肛白线之间的环形隆起的光滑区，为肛裂好发部位。

（2）肛门括约肌：位于肛管周围，分为肛门内括约肌和肛门外括约肌。

1）肛门内括约肌：取男性、女性会阴矢状切标本或离体标本模型，在断面上观察，肛管平滑肌排列与直肠一致，内环外纵，其中环形的平滑肌明显增厚，称为肛门内括约肌。

2）肛门外括约肌：取男、女会阴标本模型观察，围绕在肛管外的骨骼肌为肛门外括约肌，分为皮下部、浅部和深部，并分辨各部。

2.坐骨肛门窝　位于坐骨与肛管之间的楔形腔隙，容纳坐骨肛门窝脂体、血管、神经、淋巴管、淋巴结等，在其外侧壁上有阴部管（图 11-3）。

（1）构成：由一尖、一底、四壁、两隐窝构成，尖朝上、底朝下。取男性、女性会阴标本模型观察。

1）内侧壁：下部为肛门外括约肌，上部为肛提肌、尾骨肌及盆膈下筋膜。

2）外侧壁：下部为坐骨结节内侧面，上部为闭孔内肌及其筋膜。

3）尖：为内侧壁和外侧壁相交的弧形线。

4）底：肛门两侧的皮肤、浅筋膜。

5）前壁：会阴浅横肌及尿生殖膈。

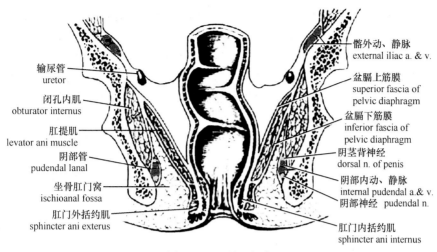

图 11-3 坐骨肛门窝

6）后壁：臀大肌下缘及其筋膜和其深面的骶结节韧带。

7）前隐窝：位于肛提肌和尿生殖膈之间的隐窝。

8）后隐窝：位于臀大肌、骶结节然带与尾骨肌之间的隐窝。

（2）内容：取男性、女性会阴标本模型观察，主要观察阴部内动脉（internal pudendal artery）、阴部神经（pudendal nerve）和阴部管（pudendal canal）。

1）阴部内动脉：找到穿坐骨小孔，沿坐骨肛门窝外侧壁走行的阴部内动脉，并找到其分支。阴部内动脉起自髂内动脉前干，经梨状肌下孔至臀部，绕坐骨棘，穿坐骨小孔，至坐骨肛门窝，位于该窝外侧壁向前，发出2～3支肛动脉，分布于肛管及周围的肌和皮肤；再向前发出会阴动脉和阴茎动脉（女性为阴蒂动脉）进入尿生殖三角。

2）阴部神经：与阴部内动脉伴行，行程、分支和分布相同。

3）阴部管：在标本上阴部管已经破坏，找到阴部内动脉和阴部神经，理解阴部管的位置和内容。阴部管位于坐骨肛门窝外侧壁上，坐骨结节上方3～4cm，为阴部内动脉、阴部内静脉和阴部神经穿经闭孔筋膜的裂隙。阴部神经阻滞是将局麻药注入阴部管，阻滞麻醉阴部神经。

（三）尿生殖区

尿生殖区的基本层次由浅入深依次为：皮肤、浅筋膜浅层、浅筋膜深层（Colles 筋膜）、会阴浅隙、尿生殖膈下筋膜、会阴深隙、尿生殖膈上筋膜。由于男性、女性差异较大，分别观察。

1. 男性尿生殖区　取男性会阴标本模型观察，首先，观察其基本层次。重点观察 Colles 筋膜、会阴肌、血管、神经、阴茎（penis）、尿道（male urethra）等，并理解尿生殖膈下筋膜（inferior fascia of urogenital diaphragm）、尿生殖膈上筋膜（superior fascia of urogenital diaphragm）、尿生殖膈（urogenital diaphragm），以及会阴浅隙（superficial perineal space）和会阴深隙（deep perineal space）的构成和内容。

（1）浅筋膜：浅筋膜分为浅、深两层，浅层为脂肪层；深层为膜样层即 Colles 筋膜。观察可见 Colles 筋膜其两侧附着于耻骨弓和坐骨结节，但其前后均破坏，其前、后均与尿生殖膈下、上筋膜愈着，后正中还与会阴中心腱愈着。向前与阴囊肉膜、阴茎浅筋膜和腹前外侧壁 Scarpa 筋膜相续。

（2）会阴肌：浅层有会阴浅横肌、球海绵体肌和坐骨海绵体肌；深层主要为会阴深横肌，还有尿道括约肌。会阴浅横肌起自坐骨结节内前份，横行向内侧，止于会阴中心腱；球海绵体肌覆盖于尿道球的表面；坐骨海绵体肌覆盖于耻骨弓的内侧，并覆盖阴茎脚。会阴深横肌为一层扁肌，张于耻骨弓之间，其前部大部分围绕尿道膜部，称尿道括约肌；后部纤维起自坐骨支内侧面，行向内侧，与对侧融合，向内后方，附着于会阴中心腱，称会阴深横肌。尿道球腺位于该肌内，为一对，开口于尿道球部，可不必细找。

（3）尿生殖膈下筋膜、尿生殖膈上筋膜和尿生殖膈：上面已经观察了会阴深横肌，覆盖在其下面的深筋膜称尿生殖膈下筋膜，覆盖于其上方的深筋膜称尿生殖膈上筋膜。两者向两侧附着于耻骨弓；向前相互愈着，增厚形成会阴横韧带（transverse perineal ligament），观察会阴横韧带，其与耻骨弓状韧带之间的裂隙内有阴茎背深静脉通过；向后与 Colles 筋膜，三层在两侧坐骨结节间相愈着。尿道括约肌和会阴深横肌、尿生殖膈下筋膜、尿生殖膈上筋膜共同构成尿生殖膈。

（4）血管：静脉与动脉伴行，主要观察动脉。找到阴部内动脉，观察其行会阴浅隙内的分支会阴动脉（perineal artery），及其分支会阴横动脉和阴囊后动脉，可见会阴横动脉在会阴浅横肌表面行向内侧，阴囊后动脉分布于阴囊的皮肤和肉膜；行于会阴深隙内的阴茎动脉。

（5）神经：会阴神经（perineal nerve）与会阴动脉伴行，发出阴囊后神经与阴囊后动脉伴行，肌支支配会阴肌、肛门外括约肌和肛提肌（图 11-4）。

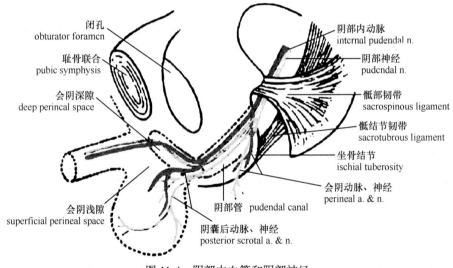

图 11-4　阴部内血管和阴部神经

（6）阴茎：阴茎有 3 个海绵体，背侧的阴茎海面体和腹侧的尿道海绵体，阴茎海绵体以阴茎脚附着于耻骨弓，尿道海绵体以尿道球连于尿生殖膈。观察阴茎包皮和包皮系带，在横断标本上观察阴茎浅筋膜、白膜、阴茎背动脉、阴茎背深静脉和阴茎背神经。

（7）男性尿道：在矢状切的标本模型上观察，尿道分为前列腺部、膜部、海绵体部，其中尿道海绵体的起始部称尿道球，其内的尿道称尿道球部；男性尿道有两个弯曲，即耻骨前弯和耻骨下弯，耻骨前弯可通过上提阴茎消失，临床上进行男性尿道插管时应注意此点。

（8）会阴浅隙：Colles 筋膜与尿生殖膈下筋膜之间的间隙，为向前呈开放的间隙，与阴囊肉膜下间隙、阴茎浅筋膜下间隙和 Scarpa 筋膜与肌层之间的间隙相通。内有会阴浅横肌、球海绵体肌、坐骨海面体肌、阴茎脚、尿道球、尿道球部、会阴动脉及分支、会阴神经及分支等（图 11-5）。

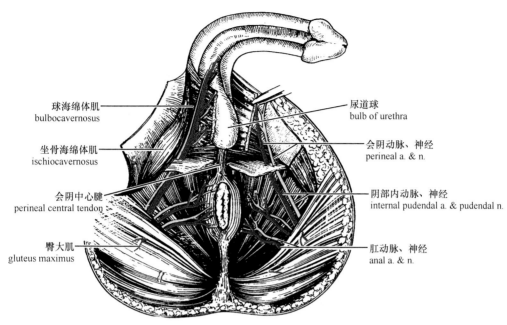

球海绵体肌
bulbocavernosus

坐骨海绵体肌
ischiocavernosus

会阴中心腱
perineal central tendon

臀大肌
gluteus maximus

尿道球
bulb of urethra

会阴动脉、神经
perineal a. & n.

阴部内动脉、神经
internal pudendal a. & pudendal n.

肛动脉、神经
anal a. & n.

图 11-5 男性会阴浅隙结构

（9）会阴深隙：尿生殖膈下筋膜和尿生殖膈上筋膜之间的间隙，为密闭的间隙。内有会阴深横肌、尿道括约肌、尿道膜部、尿道球腺、阴茎血管、阴茎神经及分支等（图 11-6）。

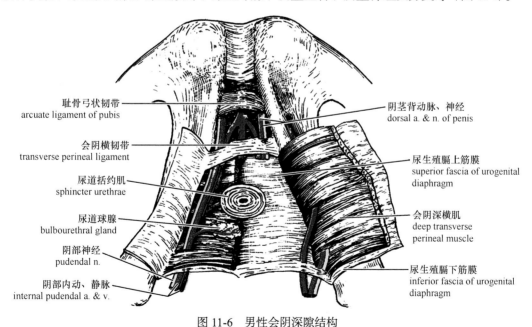

耻骨弓状韧带
arcuate ligament of pubis

会阴横韧带
transverse perineal ligament

尿道括约肌
sphincter urethrae

尿道球腺
bulbourethral gland

阴部神经
pudendal n.

阴部内动、静脉
internal pudendal a. & v.

阴茎背动脉、神经
dorsal a. & n. of penis

尿生殖膈上筋膜
superior fascia of urogenital diaphragm

会阴深横肌
deep transverse perineal muscle

尿生殖膈下筋膜
inferior fascia of urogenital diaphragm

图 11-6 男性会阴深隙结构

2. **女性尿生殖区** 取女性会阴标本模型观察，首先，观察其基本层次。重点观察 Colles 筋膜、会阴肌、血管、神经、阴茎（penis）、尿道（male urethra）等，并理解尿生殖膈下筋膜（inferior fascia of urogenital diaphragm）、尿生殖膈上筋膜（superior fascia of urogenital diaphragm）、尿生殖膈（urogenital diaphragm）、会阴浅隙（superficial perineal

space) 和会阴深隙 (deep perineal space) 的构成和内容。

(1) 浅筋膜：浅筋膜分为浅、深两层，浅层为脂肪层；深层为膜样层即 Colles 筋膜。观察可见其两侧附着于耻骨弓和坐骨结节，但其前后均破坏，其前、后均与尿生殖膈下、上筋膜愈着，后正中还与会阴中心腱愈着。向前与腹前外侧壁 Scarpa 筋膜相续。

(2) 会阴肌：浅层有会阴浅横肌、球海绵体肌和坐骨海绵体肌；深层主要为会阴深横肌，还有尿道阴道括约肌。会阴浅横肌起自坐骨结节内前份，横行向内侧，止于会阴中心腱；球海绵体肌覆盖于前庭球和前庭大腺的表面；坐骨海绵体肌覆盖于耻骨弓的内侧，并覆盖阴蒂脚。会阴深横肌为一层扁肌，张于耻骨弓之间，其前部大部分围绕尿道和阴道，称尿道阴道括约肌；后部纤维起自坐骨支内侧面，行向内侧，与对侧融合，向内后方，附着于会阴中心腱，称会阴深横肌。

(3) 尿生殖膈下筋膜、尿生殖膈上筋膜和尿生殖膈：上面已经观察了会阴深横肌，覆盖在其下面的深筋膜称尿生殖膈下筋膜，覆盖其上方的深筋膜称尿生殖膈上筋膜。两者向两侧附着于耻骨弓；向前相互愈着，增厚形成会阴横韧带 (transverse perineal ligament)，观察会阴横韧带，其与耻骨弓状韧带之间的裂隙内有阴蒂背深静脉通过；向后与 Colles 筋膜，三层在两侧坐骨结节间相愈着。尿道阴道括约肌和会阴深横肌、尿生殖膈下筋膜、尿生殖膈上筋膜共同构成尿生殖膈。

(4) 血管：静脉与动脉伴行，主要观察动脉。找到阴部内动脉，观察其行会阴浅隙内的分支会阴动脉 (perineal artery)，及其分支会阴横动脉和阴唇后动脉，可见会阴横动脉在会阴浅横肌表面行向内侧，阴唇后动脉分布于阴唇的皮肤；行于会阴深隙内的阴蒂动脉。

(5) 神经：会阴神经 (perineal nerve) 与会阴动脉伴行，发出阴唇后神经与阴唇后动脉伴行，肌支支配会阴肌、肛门外括约肌和肛提肌。

(6) 女性尿道：在矢状切的标本模型上观察，与男性相比较，短、直、宽。

(7) 会阴浅隙：Colles 筋膜与尿生殖膈下筋膜之间的间隙。内有会阴浅横肌、球海绵体肌、坐骨海面体肌、阴蒂脚、前庭球、前庭大腺、会阴动脉及分支、会阴神经及分支、尿道和阴道等（图 11-7）。

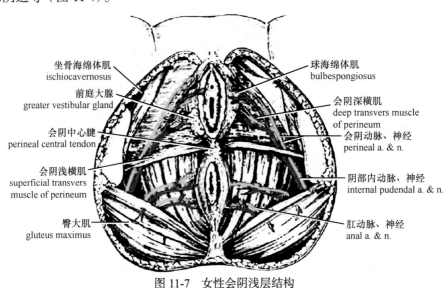

图 11-7 女性会阴浅层结构

(8) 会阴深隙：尿生殖膈下筋膜和尿生殖膈上筋膜之间的间隙，为密闭的间隙。内有会阴深横肌、尿道阴道括约肌、尿道和阴道、阴蒂血管、阴蒂神经及分支。

第三节 解剖操作

一、操作要点

坐骨肛门窝构成及内容结构；肛门括约肌及肛直肠环；会阴浅隙、深隙构成及内容结构等。

二、操作步骤

（一）标本体位

标本取仰卧位（尿生殖区）或俯卧位（肛区）。

（二）解剖男性会阴部

1. 体表标志 触摸坐骨结节、耻骨弓、耻骨联合下缘、尾骨尖等结构。

2. 解剖阴茎

（1）皮肤切口：在阴茎背面，自耻骨联合前方沿正中线做一纵行切口，向上与腹前壁下切口相接，向下至阴茎包皮。阴茎皮肤薄，浅筋膜缺乏脂肪，切口不能过深。

（2）剖查阴茎背浅静脉：将皮肤翻向两侧，观察阴茎包皮的构成和包皮腔的位置。在正中线上清理位于阴茎浅筋膜内的阴茎背浅静脉。

（3）剖查阴茎浅筋膜：将阴茎背浅静脉牵向一侧，沿皮肤切口切开该筋膜并翻向两侧，观察其包绕阴茎。

（4）剖查阴茎悬韧带和阴茎深筋膜：在阴茎与耻骨联合之间，用镊子轻轻分离结缔组织，可见较致密的阴茎悬韧带，向下附于阴茎深筋膜。沿阴茎背面正中线，轻轻切开并分离阴茎深筋膜，观察该筋膜包绕三个海绵体。

（5）剖查阴茎背深静脉、阴茎背动脉和神经：在正中线上，阴茎深筋膜深面，寻找阴茎背深静脉，在此静脉的两侧有阴茎背动脉，动脉外侧有阴茎背神经。向上追至耻骨联合下缘穿阴茎悬韧带处，观察其沿途分支。

（6）剖查阴茎的海绵体：继续翻开阴茎浅、深筋膜，在阴茎头背侧的凹内，小心剥离嵌于凹内的阴茎海绵体前端，向后分离一段，使阴茎海绵体与尿道海绵体分开。两阴茎海绵体紧密并列，不能分离。横断阴茎体中部，观察白膜、海绵样结构和尿道等。于耻骨联合下缘处，将残存阴茎推向前下，可见两阴茎海绵体向后分开移行为阴茎脚，附于耻骨下支和坐骨支。

3. 解剖阴囊

（1）皮肤切口：自腹股沟管浅环向下至阴囊下缘纵行切开阴囊皮肤，翻向两侧。

（2）剖查肉膜：皮肤深面略呈红色缺乏脂肪的浅筋膜，即肉膜。沿皮肤切口切开肉膜并翻向两侧，顺肉膜深面向中线处探查由其发出的阴囊中隔。向后、前、上方分别探查肉膜与会阴浅筋膜、阴茎浅筋膜和 Scarpa 筋膜的延续。

4. 解剖精索　用钝镊或刀柄自皮下环向下至睾丸上端钝性分离精索。沿皮肤切口由外向内轻轻切开和分离精索外筋膜、提睾肌及其筋膜、精索内筋膜，复习三层被膜与腹前壁的层次关系。在精索内分离输精管、睾丸动脉和蔓状静脉丛等。注意观察输精管在精索内的位置和粗细，用拇指、示指捏捻体会其硬度，并与上述其他结构进行比较。

5. 探查鞘膜腔　沿皮肤切口下段纵行切开睾丸鞘膜壁层，即打开鞘膜腔。用小指或刀柄探入腔内探查腔的范围及鞘膜脏、壁层在睾丸、附睾后缘的移行。

6. 观察睾丸和附睾的位置和形态

7. 解剖肛区　在会阴做如下皮肤切口：①从坐骨结节向内侧做横切口；②绕肛门做弧形切口。由内侧分别向前外和后外翻起两块皮片。注意不要过深，以免损伤深面的结构。

（1）剖查阴部内动脉、阴部神经及其分支：在梨状肌下孔处找到已剖出的阴部内动脉和阴部神经。沿血管神经的行程清理，见其穿坐骨小孔，进入坐骨肛门窝外侧壁的阴部管。切开阴部管（即闭孔内肌筋膜），向前清理至尿生殖三角后缘，注意勿向前过多修剥，以免破坏尿生殖三角的结构。沿途清理由其发出的肛动脉和肛神经，追至肛门附近。

（2）剖查肛门外括约肌：保留肛动脉和肛神经，剔除肛门周围的脂肪，显露肛门外括约肌及其后方的肛尾韧带。试辨认肛门外括约肌的皮下部、浅部和深部。皮下部与皮肤联系较紧，翻皮时可能受损。

（3）剖查坐骨肛管窝：保留上述血管神经，清除肛门三角的脂肪，显露坐骨肛管窝。观察其各壁、窝、尖及前、后隐窝的形成。进一步清理坐骨肛管窝内侧壁的脂肪，观察贴于肛提肌、尾骨肌下面的盆膈下筋膜。然后剥除此筋膜，观察肛提肌。剖除坐骨肛管窝外侧壁的闭孔内肌筋膜，观察闭孔内肌。

8. 解剖尿生殖区

（1）显露会阴浅筋膜：清除尿生殖区浅筋膜的脂肪层，显露浅筋膜的膜性层，即会阴浅筋膜或 Colles 筋膜。脂肪层与邻近区浅筋膜相移行，并可见一些细小神经，即会阴神经的皮支由深面穿出，不必保留。

（2）探查会阴浅隙的范围：用尖镊轻轻提起会阴浅筋膜，沿正中线做一纵行切口，将小指或刀柄探入其深面的会阴浅隙，向两侧和前、后方探查该隙的范围、连通和筋膜的附着延续情况。会阴浅筋膜向前上与阴囊肉膜、阴茎浅筋膜及腹前壁的 Scarpa 筋膜相续，两侧附于耻骨弓和坐骨结节，向后在尿生殖区后缘与尿生殖膈下筋膜愈合，两筋膜共同围成会阴浅隙。因此，会阴浅隙的侧缘和后缘封闭，但前上方则与阴茎、阴囊和腹壁 Scarpa 筋膜深面相连通。

（3）剖查会阴浅隙的结构：在会阴浅筋膜后缘稍前方，由正中线向外侧至坐骨支做一横切口，将会阴浅筋膜翻向前外方，观察会阴浅隙内结构。

1）会阴动脉和神经：在会阴浅隙后外侧分别由阴部内动脉和阴部神经分出，向前清理至阴囊后面和尿生殖三角肌肉。

2）会阴浅层肌：清除隙内结缔组织，观察位于两侧覆盖阴茎脚的坐骨海绵体肌、位于中部覆盖尿道球的球海绵体肌和位于尿生殖三角后缘的会阴浅横肌。

3）阴茎脚和尿道球：轻轻剥离坐骨海绵体肌和球海绵体肌，观察肌深面的阴茎脚和尿道球。

4）会阴中心腱：在尿生殖区后缘中央处稍加清理，可见由会阴诸肌和肛门外括约肌等共同附着形成的会阴中心腱。

（4）显露尿生殖膈下筋膜：将尿道球推向内侧，将阴茎脚附着处切断向前上翻起，翻时注意观察自深面进入阴茎脚的阴茎深动脉（血管细小，可不必细找）。清除会阴浅隙内的脂肪，可见深面的尿生殖膈下筋膜。

（5）剖查会阴深隙的结构

1）会阴深横肌和尿道括约肌：剔除尿生殖膈下筋膜，即可见横行的会阴深横肌和环绕尿道的尿道膜部括约肌。

2）阴茎背动脉、神经：沿坐骨支向前，在会阴深横肌浅面或在肌束间寻找。向前追至阴茎脚与耻骨下支间，向后至其发出处。

3）尿道球腺：在男性会阴深横肌后部肌束中，豌豆大小，试寻认之，但不必细找。

（三）解剖女性会阴部

1. 体表标志　触摸坐骨结节、耻骨弓、耻骨联合下缘、尾骨尖等结构。观察女性会阴部：阴阜、大阴唇、小阴唇、阴蒂、阴道前庭和阴道口等。

2. 会阴部切皮和翻皮片　在会阴做如下皮肤切口：①从坐骨结节向内侧做横切口；②向后绕肛门、向前绕外阴裂做弧形切口。由内侧分别向前外和后外翻起两块皮片。注意不要过深，以免损伤深面的结构。

3. 解剖肛区

（1）剖查阴部内动脉、阴部神经及其分支：在梨状肌下孔处找到已剖出的阴部内动脉和阴部神经。沿血管神经的行程清理，见其穿坐骨小孔，进入坐骨肛门窝外侧壁的阴部管。切开阴部管（即闭孔内肌筋膜），向前清理至尿生殖三角后缘，注意勿向前过多修剥，以免破坏尿生殖三角的结构。沿途清理由其发出的肛动脉和肛神经，追至肛门附近。

（2）剖查肛门外括约肌：保留肛动脉和肛神经，剔除肛门周围的脂肪，显露肛门外括约肌及其后方的肛尾韧带。试辨认肛门外括约肌的皮下部、浅部和深部。皮下部与皮肤联系较紧，翻皮时可能受损。

（3）剖查坐骨窝：保留上述血管神经，清除肛门三角的脂肪，显露坐骨肛管窝。观察其各壁、窝、尖及前、后隐窝的形成。进一步清理坐骨肛管窝内侧壁的脂肪，观察贴于肛提肌、尾骨肌下面的盆膈下筋膜。然后剥除此筋膜，观察肛提肌。剥除坐骨肛管窝外侧壁的闭孔内肌筋膜，观察闭孔内肌。

4. 解剖尿生殖区

（1）显露会阴浅筋膜：清除尿生殖区浅筋膜的脂肪层，显露浅筋膜的膜性层，即会阴浅筋膜或 Colles 筋膜。脂肪层与邻近区浅筋膜相移行，并可见一些细小神经，即会阴神经的皮支由深面穿出，不必保留。

（2）探查会阴浅隙的范围：用尖镊轻轻提起会阴浅筋膜，沿外阴裂做一纵行切口，将小指或刀柄探入其深面的会阴浅隙，向两侧和前、后方探查该隙的范围、连通和筋膜的附着延续情况。会阴浅筋膜向前上与腹前壁的 Scarpa 筋膜相续，两侧附于耻骨弓和坐骨结节，向后在尿生殖区后缘与尿生殖膈下筋膜愈合，两筋膜共同围成会阴浅隙。因此，会阴浅隙的侧缘和后缘封闭，但与前上方腹壁的 Scarpa 筋膜深面相连通。女性会阴浅隙中央有尿道和阴道通过，故该隙范围较小。

（3）剖查会阴浅隙的结构：在会阴浅筋膜后缘稍前方，由正中线向外侧至坐骨支做一横切口，将会阴浅筋膜翻向前外方，观察会阴浅隙内结构。

1）会阴动脉和神经：在会阴浅隙后外侧分别由阴部内动脉和阴部神经分出，向前清理至大阴唇后面和尿生殖三角肌肉。

2）会阴浅层肌：清除隙内结缔组织，观察位于两侧覆盖阴蒂脚的坐骨海绵体肌、位于中部覆盖前庭球的球海绵体肌（阴道括约肌）和位于尿生殖三角后缘的会阴浅横肌。

3）阴蒂脚和前庭球：轻轻剥离坐骨海绵体肌和球海绵体肌（阴道括约肌），观察肌深面的阴蒂脚和前庭球。前庭球后端可觅见前庭大腺（腺小，不必细剖）。

4）会阴中心腱：在尿生殖区后缘中央处稍加清理，可见由会阴诸肌和肛门外括约肌等共同附着形成的会阴中心腱。

（4）显露尿生殖膈下筋膜：将前庭球推向内侧，将阴蒂脚附着处切断向前上翻起，翻时注意观察自深面进入阴蒂脚的阴蒂深动脉（血管细小，不必细找）。清除会阴浅隙内的脂肪，可见深面的尿生殖膈下筋膜。

（5）剖查会阴深隙的结构

1）会阴深横肌和尿道阴道括约肌：剔除尿生殖膈下筋膜，即可见横行的会阴深横肌和环绕尿道和阴道的括约肌为尿道阴道的括约肌。

2）阴蒂背动脉、神经：沿坐骨支向前，在会阴深横肌浅面或在肌束间寻找。向前追至阴蒂脚与耻骨下支间，向后至其发出处。

三、操作注意事项

会阴区域窄，结构细小而复杂，操作中要认真剥离、仔细辨认。

【思考题】

1. 会阴深隙是否等同于尿生殖膈，它们的关系是怎样的？

2. 简述肛直肠环的构成及作用。

3. 坐骨肛门窝脓肿可怎样向周围蔓延？

（安　高）

第十二章 上肢（腋、臂、肘、前臂）

第一节 概 述

一、实验目的和要求

(1) 了解上肢的境界、分区。

(2) 掌握腋腔的构成、内容，腋窝淋巴结的位置及临床意义。

(3) 掌握三边孔和四边孔的构成、内容。

(4) 掌握肘腔的构成、内容。

(5) 熟悉臂和前臂横断面的骨筋膜鞘、血管神经的走行、易损伤部位。

二、实验材料

(1) 标本：显示上肢浅层静脉标本。上肢肌肉、血管和神经标本。腋窝、肘窝的标本。胸后壁显示三边孔、四边孔的标本。臂和前臂横断面标本。

(2) 模型：全身淋巴结模型。

(3) 操作器械：手术刀柄、刀片、镊子、止血钳、手套、丝线等。

(4) 整尸操作标本。

三、实验时间

实验时间为 12 学时。

第二节 实验内容

一、重 点

(1) 腋腔的构成与内容。

(2) 三边孔和四边孔的构成、内容。

(3) 肘腔的构成与内容。

二、难 点

(1) 腋腔内容物的毗邻关系及其临床意义。

(2) 臂和前臂横断面的骨筋膜鞘。

三、标本及模型观察

（一）上肢的层次结构

取完整上肢标本和上肢横断面标本，观察上肢的整体层次结构，由浅入深层次为皮肤、浅筋膜、深筋膜及其骨筋膜鞘，骨筋膜鞘内有肌群和神经血管束等。

1. 皮肤　臂和前臂的皮肤薄而细腻，弹性好；手掌和指的侧腹面皮肤角化程度高；末节指远端 3/4 的背面衍化为指甲。

2. 浅筋膜　含有脂肪、浅静脉、皮神经和浅淋巴结等。在显示上肢浅层静脉标本重点观察头静脉（cephalic vein）、贵要静脉（basilic vein）和肘正中静脉（cubital vein）等浅静脉。

（1）头静脉：起自手背静脉网的桡侧→沿前臂下部的桡侧→前臂上部和肘窝前外侧→臂前区肱二头肌外侧沟→三角肌胸大肌间沟→锁骨下窝→穿锁胸筋膜→注入腋静脉。头静脉在肘窝处通过肘正中静脉与贵要静脉交通。

（2）贵要静脉：起自手背静脉网的尺侧→沿前臂尺侧上升→前臂中份转至前臂前内侧→在肘窝处接受肘正中静脉后→沿肱二头肌内侧沟→至臂中份穿深筋膜注入肱静脉。

（3）肘正中静脉：变异较多，通常在肘窝处连接头静脉和贵要静脉。成人静脉采血常用此血管。

3. 深筋膜及其骨筋膜鞘　上肢的深筋膜在腋窝称腋筋膜，在臂部称臂筋膜，在肘窝称肘筋膜，在前臂称前臂筋膜。腕前区深筋膜分浅、深两层，浅层称腕掌侧韧带，深层厚而坚韧称屈肌支持带，又名腕横韧带。腕后区深筋膜增厚形成伸肌支持带。深筋膜向深面伸入附着于骨，形成肌间隔和骨筋膜鞘（osseofibrous sheath）（图 12-1）。

结合上肢肌肉、血管和神经标本和臂、前臂横断面标本观察肌间隔和骨筋膜鞘及其内容物。臂筋膜发出臂内侧肌间隔和臂外侧肌间隔，分别从内侧和外侧伸入到前后肌群之间，附着于肱骨体和肱骨内、外上髁，形成两个骨筋膜鞘。①臂前骨筋膜鞘：其内可观察到臂前肌群（肱二头肌、喙肱肌和肱肌）、肱血管、肌皮神经、正中神经、尺神经的上段、桡神经的下段。②臂后骨筋膜鞘：内有肱三头肌、肱深血管、桡神经（桡神经管内）、尺神经的下段。

前臂筋膜也发出前臂内、外侧肌间隔，分别从前臂内、外侧伸入到前臂前后肌群之间，附着于尺骨和桡骨，并与前臂骨间膜共同构成两个骨筋膜鞘。①前臂前骨筋膜鞘：该筋膜鞘内可观察到有前臂前肌群（肱桡肌、旋前圆肌、桡侧腕屈肌、掌长肌、尺侧腕屈肌、指浅屈肌、指深屈肌、拇长屈肌和旋前方肌）、桡神经血管束（桡动脉、桡静脉和桡神经浅支）、尺神经血管束（尺神经、尺动脉、尺静脉）、骨间前神经血管束（骨间前动脉、骨间前静脉及正中神经发出的骨间前神经）、正中神经。②前臂后骨筋膜鞘：该鞘内可观察到有前臂后肌群（桡侧腕长伸肌、桡侧腕短伸肌、指伸肌、小指伸肌、尺侧腕伸肌及其深层的旋后肌、拇长展肌、拇短伸肌、拇长伸肌、指伸肌）、骨间后血管神经束（骨间后动脉、骨间后静脉、骨间后神经）。

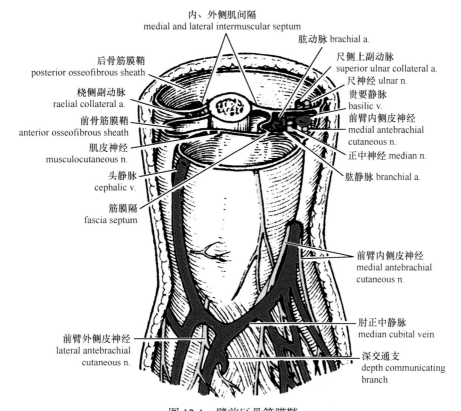

图 12-1　臂前区骨筋膜鞘

腕前区深筋膜形成腕尺侧管（ulnar carpal canal）、腕桡侧管（radial carpal cannal）和腕管。①腕尺侧管：在尺侧，由腕横韧带与腕掌侧韧带构成，内有尺神经、尺动脉和尺静脉通过。②腕桡侧管：在桡侧，腕横韧带与腕掌侧韧带构成腕桡侧管，内有桡侧腕屈肌腱。

手掌部深筋膜在腕横韧带的上、下缘各 2.5cm 左右，分别包绕拇长屈肌腱和指浅、深屈肌腱。其包绕拇长屈肌腱形成拇长屈肌腱鞘（桡侧囊），包绕指浅、深屈肌腱（8 条肌腱），形成屈肌总腱鞘（尺侧囊）。

（二）腋区

取显示上肢腋窝的标本、全身淋巴结模型，结合骨架依次观察腋窝的构成、内容结构（图 12-2）。

当上肢外展时，臂上部下方与胸外侧壁之间呈穹隆状的皮肤凹陷称腋窝，其深面呈四棱锥形的肌肉筋膜腔隙为腋腔，腋腔包括一顶、一底和四个壁，为上肢的血管神经经过的通道。

1. 腋腔的构成　腋腔由一顶、一底和四壁构成。

（1）底：由浅入深为皮肤、浅筋膜、深筋膜即腋筋膜。腋筋膜中央部薄弱，可见到皮神经、浅血管及淋巴管穿过而呈筛状，故又称筛状筋膜。

（2）顶：即腋腔的上口，由锁骨中段、第 1 肋外缘及肩胛骨上缘围成，是上肢与颈、胸部重要血管神经的通道。

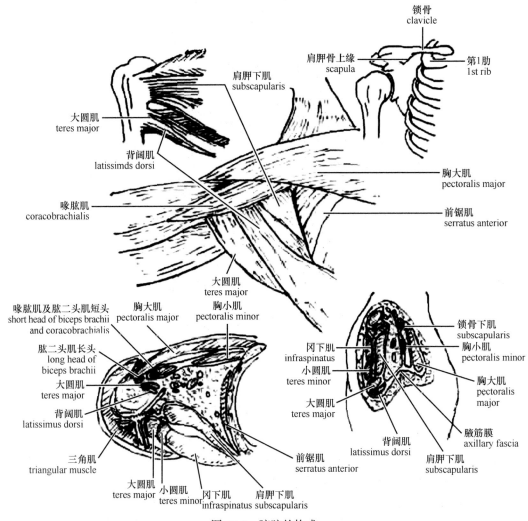

图 12-2　腋腔的构成

（3）四壁：前壁由胸大、小肌和锁胸胸筋构成。锁胸筋膜为张于锁骨下肌与胸小肌之间的深筋膜，出入锁胸筋膜的结构有：头静脉、胸肩峰动脉、静脉和胸外侧神经（图 12-3）；后壁由肩胛下肌、大圆肌、背阔肌及肩胛骨构成，后壁肌肉与肱骨之间围成了三边孔（trilateral foramen）和四边孔（quadrilateral foramen）（图 12-4）；内侧壁由前锯肌、上 4 位肋骨和肋间肌构成，胸长神经、胸外侧动脉、静脉走行于前锯肌的表面；外侧壁由肱骨近段、肱二头肌短头及喙肱肌组成，臂丛及其分支、腋动脉、静脉沿该壁走行。

取胸后壁显示三边孔、四边孔的标本观察三边孔和四边孔。①三边孔：位于胸后壁内侧，其上界为肩胛下肌和小圆肌，下界为大圆肌，外侧界为肱三肌长头。孔内有旋肩胛血管通过。②四边孔：位于胸后壁外侧，其上界为肩胛下肌和小圆肌，下界为大圆肌和背阔肌，内侧界为肱三头肌长头，外侧界为肱骨外科颈。内有旋肱后血管及腋神经通过。

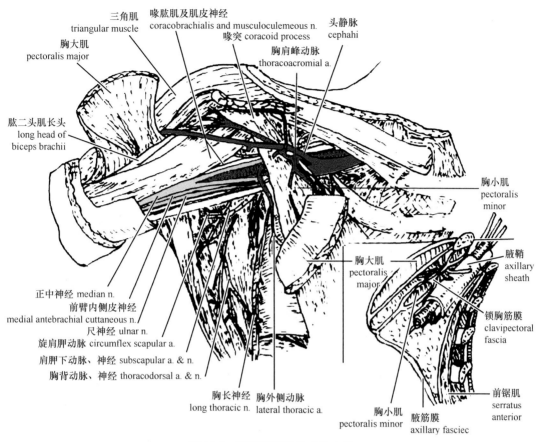

图 12-3 腋窝前壁的构成及内容

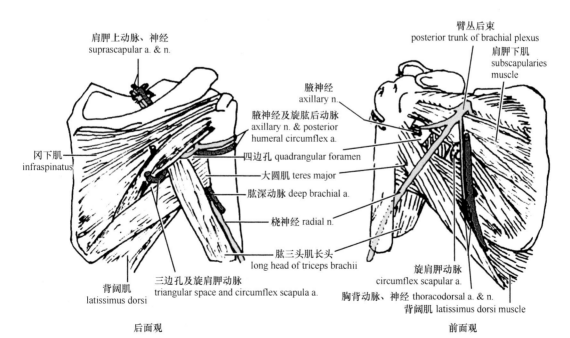

图 12-4 三边孔和四边孔

2. 腋腔的内容结构　腋腔内有腋动脉（axillary artery）、腋静脉（axillary vein）、臂丛（brachial plexus）及其分支和腋窝淋巴结（axillary lymph nodes）、脂肪等（图12-5）。颈深筋膜深层延续到腋腔内包绕腋血管和臂丛形成了腋鞘（axillary sheath），也称颈腋管。

首先在标本上找到腋动脉，以腋动脉为中心，腋静脉位于其内侧，臂丛的内侧束、外侧束、后束及各束的分支行于腋动脉周围，逐一观察以上结构。

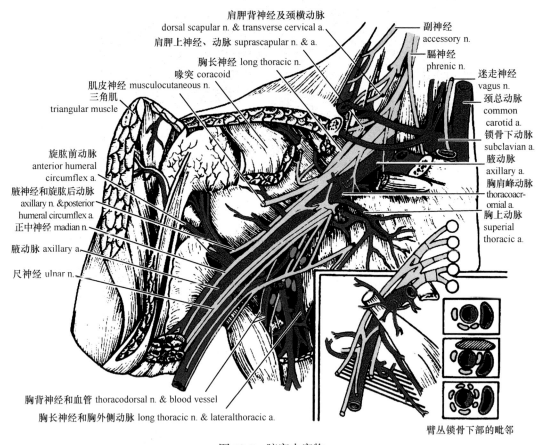

图 12-5　腋窝内容物

（1）腋动脉：以胸小肌为标志分为三段，第1段位于第1肋外缘和胸小肌上缘之间，发出胸上动脉；第2段位于胸小肌深面，发出胸肩峰动脉和胸外侧动脉，前者穿锁胸筋膜浅出，后者沿前锯肌表面下行；第3段位于胸小肌下缘至大圆肌下缘，其分支有肩胛下动脉和旋肱前、后动脉，肩胛下动脉随即又分为旋肩胛动脉和胸背动脉，其中旋肩胛动脉穿三边孔，胸背动脉营养背阔肌和前锯肌。

（2）腋静脉：腋静脉位于腋动脉的前内侧并与之伴行。由贵要静脉和两条肱静脉汇合而成。

（3）臂丛及其分支：臂丛由内侧束、外侧束和后束三束构成，先行于腋动脉第1段的后外侧，继而分别位于腋动脉第2段的内、外侧和后方，由三束发出五大分支，分别位于腋动脉第3段的周围。五大分支分别为：①肌皮神经：发自于臂丛外侧束，该神经穿过喙肱肌，行于肱二头肌和肱肌之间，在臂下份外侧经此2肌间穿出深筋膜，改名为前臂外侧皮神经。②正中神经：由内、外侧束发出的内、外侧根合并而成，位于腋动脉的前外侧。在臂部没有分支，至前臂发出分支支配前臂前群肱桡肌、尺侧腕屈肌、指深屈肌尺侧半除外的六块半肌（即旋前圆肌、桡侧腕屈肌、掌长肌、指浅屈肌、拇长屈肌、指深屈肌尺侧半、旋前方肌），在手部支配拇收肌除外的鱼际肌、第1、2蚓状肌。③尺神经：为内侧束的主要分支，位于腋动脉内侧，在腋动脉、静脉之间深面。在臂部没有分支，在前臂发分支支配尺侧腕屈肌、指深屈肌尺侧半，在手部发分支支配拇收肌、小鱼际肌、第3、4蚓状肌、骨间掌侧、背侧肌。④桡神经：发自臂丛后束，其分支支配臂部、前臂、手的后群伸肌及肱桡肌。⑤腋神经：发自臂丛后束，支配三角肌及小圆肌。⑥胸长神经：在腋腔内侧壁腋中线附近，找到与伴行于胸外侧动脉后方的胸长神经，支配前锯肌。⑦胸背神经：在腋腔后壁上，找到与肩胛下动脉和胸背动脉伴行的胸背神经，支配背阔肌。除此分支外，还需找到内侧束发出的前臂内侧皮神经、臂内侧皮神经等分支（图12-6）。

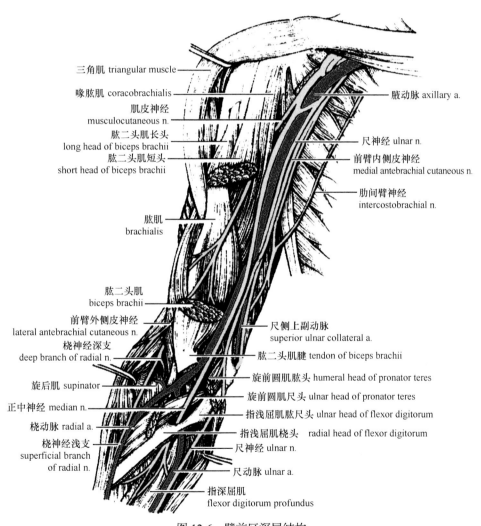

图 12-6　臂前区深层结构

（4）腋窝淋巴结：分为五群，多数淋巴结排列在腋腔各个壁的血管附近（图12-7）。①外侧群：位于腋腔的外侧壁，沿腋静脉远侧段排列，收集上肢的淋巴。②前群（胸肌淋巴结）：位于腋腔内侧壁胸大肌深面、胸小肌下缘处的前锯肌表面，沿胸外侧动、静脉及胸长神经排列，收集乳房外侧 2/3、上肢、胸前外侧壁及脐以上腹壁的淋巴。③后群（肩胛下淋巴结）：位于腋腔后壁，沿肩胛下血管及胸背神经排列，收集背上部、颈后部及胸后壁的淋巴。④中央群：为最大的一群，位于腋腔中央的结缔组织内，收集前、后和外侧群的淋巴。⑤尖群（锁骨下淋巴结）：位于腋腔的顶部，沿腋静脉的近侧段排列，收集乳房上部、腋腔外侧群、前群、后群及中央群的淋巴，有输出管与颈深外侧淋巴结交通，其输出管汇入锁骨下干。

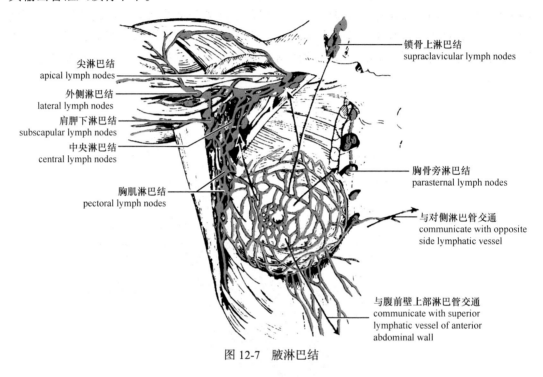

图 12-7　腋淋巴结

（三）臂后区

取上肢肌肉、血管和神经标本观察。位于肱骨体中份后外侧面，由肱三头肌三个头与肱骨桡神经沟共同构成一个自内上向外下旋转的管道，称为肱骨肌管（humeromuscular tunnel），也称桡神经管，管内有桡神经和肱深血管通过（图 12-8）。

（四）肘前区

取显示上肢肘窝的标本和上肢肌肉、血管和神经标本观察肘腔的构成、内容结构。肘前区在伸肘时可出现三个肌隆起，肌隆起之间的凹陷称肘窝。位于肘窝的深面的三角形肌肉筋膜间隙为肘腔。

1.肘腔构成　上界为肱骨内、外上髁的连线；外下界为肱桡肌；内下界为旋前圆肌；顶为肘筋膜；底为肱肌和旋后肌。

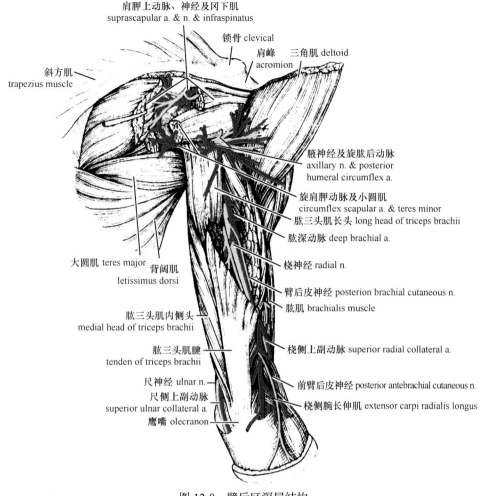

图 12-8　臂后区深层结构

2.肘腔内容结构　主要有肱二头肌腱，肱动脉及其终末支桡动脉、尺动脉的起始段，正中神经和桡神经、淋巴结等。以肱二头肌腱为中心（屈肘时能摸到），外侧有桡神经，内侧有正中神经、肱血管及桡尺动脉的起始段（图 12-9）。

（五）肘后区

肘关节屈曲呈直角时，肱骨内、外上髁与尺骨鹰嘴三点构成等腰三角形称肘后三角（posterior cubital triangle）。当肘关节伸直时，前述三点成一直线。临床上肘关节脱位或肱骨内、外上髁骨折时，前述三点的等腰三角形或直线关系会发生改变。

当肘关节屈曲呈直角时，肱骨外上髁、尺骨鹰嘴尖端与桡骨头构成的等腰三角形称肘外侧三角（lateral cubital triangle），其中心点临床上可作为肘关节穿刺的进针点。

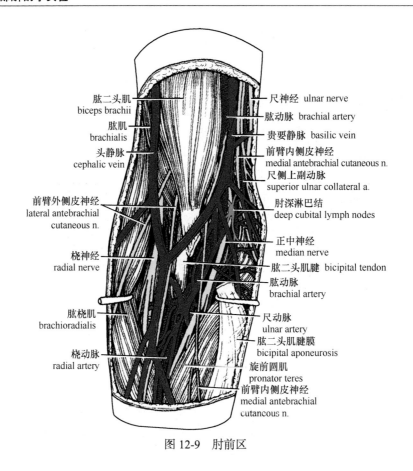

图 12-9　肘前区

（六）前臂前区

前臂屈肌后间隙（posterior space of antebrachial flexor）位于前臂远侧 1/4 段掌侧，在指深屈肌腱和拇长肌腱深面与旋前方肌浅面之间，内侧为尺侧腕屈肌和筋膜，外侧为桡侧腕屈肌和筋膜。屈肌后间隙远侧经腕管与掌中间隙相连通。

第三节　解剖操作

一、操作要点

浅静脉的行程；锁胸筋膜的位置及其穿经结构；腋腔的构成、内容结构；腋动脉的分支、臂丛的分支；三边孔、四边孔的构成及穿经的结构；臂、前臂骨筋膜鞘内的结构；肱骨肌管的围成、内容结构；肘腔的构成及内容结构。

二、操作步骤

（一）标本体位

标本取仰卧位，上肢平置外展，手掌向上。

（二）解剖腋区

1.皮肤切口

（1）胸前正中切口：自胸骨柄上缘沿前正中线向下至剑胸结合。

（2）胸上界切口：自胸骨柄上缘向外沿锁骨至肩峰。

（3）胸下界切口：自正中切口下端向外沿肋弓下缘至腋后线。

（4）胸部斜切口：自正中切口下端向外上方至乳晕，环绕乳晕周围（如为女尸则环绕乳房）再继续斜行向外上方切至腋前襞上部，在此折转沿臂内侧面向下切至臂上、中 1/3 段交界处，然后折转向外侧，环切臂部皮肤至臂的外侧。

将上内、下外两块皮瓣均翻向外侧。上内侧皮片翻至臂外侧，下外侧皮片翻至腋后襞。

2.解剖浅层结构　按照以上切口，逐层切开胸前区的皮肤、浅筋膜，显示深面的结构。

3.解剖深层结构　清除所有的浅筋膜，逐层解剖并观察胸前外侧壁的深筋膜。沿三角肌、胸大肌沟切开深筋膜，注意锁骨下窝处不宜深剥，以免损伤此处锁胸筋膜及其深面的结构。解剖并观察胸大肌及其分布的血管和神经：清除胸大肌表面的深筋膜，显露胸大肌的境界，沿锁骨下缘和距胸骨侧缘 1～2cm 处做弧形切口切断胸大肌的起始部，钝性分离胸大肌并掀起该肌，显露胸小肌和锁胸筋膜。翻开时可见胸肩峰血管和胸外侧神经，在胸小肌上缘穿过锁胸筋膜进入胸大肌深面。将胸大肌再向外翻，还可见到胸内侧神经的分支穿出胸小肌表面进入胸大肌。清理和观察进入胸大肌的血管和神经后，将胸大肌游离翻向其止点处。

（1）剖查锁胸筋膜及其穿经结构：掀开胸大肌后，可见锁胸筋膜位于锁骨下肌、胸小肌和喙突之间。仔细剥离此筋膜并观察穿经的结构：①胸外侧神经：仔细剥离和追踪胸外侧神经，可见其起自臂丛外侧束，经腋动脉前方穿胸小肌上缘（锁胸筋膜）处。观察其分支分布。②胸肩峰动脉：可见其发自腋动脉，观察其分支分布。③头静脉和锁骨下淋巴结：在锁骨下方，头静脉末端附近，可见数个锁骨下淋巴结，观察后去除，修洁头静脉末端直至注入腋静脉处。

（2）剖查胸小肌表面及下缘的结构：清除胸小肌表面的筋膜，观察其起止、形态。沿胸小肌下缘寻找位于腋腔内壁上的胸外侧血管、胸长神经及胸肌淋巴结。保留上述各结构，除去该筋膜；显露和切开腋鞘，分离出其包被的腋血管和臂丛各束。在胸小肌起点（第 3～5 肋）稍外上方切断该肌并翻向上方，游离至其止点（喙突）处，翻开时，将进入该肌的胸内侧神经及伴行血管充分游离并保留。至此，腋窝前壁已打开。

（3）解剖并观察腋腔的构成：①外侧壁：将腋腔血管神经尽量拉向内侧，可见腋腔外侧壁由肱二头肌短头、喙肱肌和结节间沟组成。②内侧壁：将肩关节外展，可见其内侧壁上有前锯肌，切开前锯肌，观察其深面的肋间隙和肋。③后壁：将腋腔血管神经拉向前，可见其后壁上的肩胛下肌、大圆肌、背阔肌和肱三头肌长头。解剖并观察腋窝后壁三边孔和四边孔。④前壁：将胸大肌和胸小肌复原，可见其前壁由胸大肌、胸小肌及已切除的锁胸筋膜覆盖。⑤尖：为颈部与上肢之间的血管神经通道。可见腋动脉、静脉和臂丛从中通过。⑥底：腋窝处的皮肤、浅筋膜和腋筋膜构成其底。

（4）解剖并观察腋腔的内容结构：在已打开腋腔前壁的标本上，清除腋腔内的疏松结缔组织，保留其内的血管神经，寻认腋腔淋巴结群。观察腋鞘及其内容。以腋动脉为标志，观察腋腔内容的位置排列关系。将胸小肌复位，①腋动脉的第 1 段：位于胸小肌上缘以上为腋动脉的第 1 段,解剖并观察其发出的胸上动脉,将与胸上动脉伴行的静脉切断并清除。可见腋静脉位于腋动脉的内侧,观察臂丛的 3 个束与腋动脉第 1 段的关系。②腋动脉的第 2 段:位于胸小肌深面的为腋动脉的第 2 段,解剖并观察其发出的胸肩峰动脉(前述)和胸外侧动脉(前述)。然后将其伴行静脉切断并清除。观察臂丛的 3 个束与腋动脉的关系,以及腋静脉、腋动脉和臂丛内侧束三者之间的关系。③腋动脉的第 3 段:解剖并观察肩胛下动脉、旋肱前动脉和旋肱后动脉,将与之伴行的静脉切断并清除。观察正中神经外侧根、正中神经内侧根、正中神经、肌皮神经、前臂内侧皮神经、尺神经、臂内侧皮神经、桡神经、腋神经、肱静脉等与腋动脉第 3 段的关系。

(三)解剖臂前区、肘前区与前臂前区

1. 皮肤切口　在臂前区、肘前区和前臂前区做一纵切口,从臂上部横切口中点开始,沿上肢前面中线向远侧纵行切开皮肤直至腕前区;在腕远纹做一横切口,与纵切口相交,并向两侧切至腕关节内、外侧缘;在肘前区做一横切口,与纵切口相交,并向两侧切至肱骨内、外上髁稍后方。将剥离的皮肤翻向两侧。

2. 解剖并观察浅静脉　沿三角肌胸大肌间沟找到头静脉,向下追踪并修洁至腕前区并保留头静脉。在肱二头肌内侧沟中部寻找贵要静脉,向上追踪至臂中点穿入深筋膜处,向下追踪至腕前区。在臂上部内侧找到已解剖出的前臂内侧皮神经,向下追踪,可见其在臂内侧中、下 1/3 交界处穿出深筋膜,向下与贵要静脉伴行至腕前区。在肘前区的浅筋膜内寻找连接头静脉和贵要静脉之间的肘正中静脉,观察其连接类型后予以切除。

3. 解剖臂部深筋膜　清除臂前区残余的浅筋膜,保留已剖出的浅静脉和皮神经,显露深筋膜。从臂上部起,沿前面正中线纵行切开深筋膜,在肘前区做一横切口,将臂部深筋膜翻向两侧,观察臂部深筋膜发出的臂内、外侧肌间隔,探查其位置和附着部位。修洁、分离和观察臂肌前群的三块肌。观察和修洁肱二头肌外侧沟的结构:①可见已剖出的头静脉沿外侧沟上行,进入胸大肌三角肌间沟;②在三角肌止点下方 2.5cm 处,分离肱桡肌和肱肌,游离出桡神经至外侧沟,并寻认其肌支,在肱骨外上髁前方剖出桡神经分出的浅、深二支。继续剥离浅支至肱桡肌深面,向下剥离深支至其穿旋后肌处。

4. 剖查肱动脉　在大圆肌下缘向下修洁肱动脉及其两侧伴行的肱静脉直至肘窝。观察和保留贵要静脉,切除肱静脉其他属支,保留肱静脉本干。

解剖肱动脉的分支:①在臂上部,大圆肌腱稍下方,找出由肱动脉后内侧壁发出的肱深动脉,向外下方追踪其和桡神经伴行穿入肱骨肌管处为止;②在臂中部稍上方,喙肱肌止点平面,找出肱动脉后内侧壁发出细长的尺侧上副动脉,修洁与观察其与尺神经穿臂内侧肌间隔入臂后区;③在肱骨内侧髁上方约 5cm 处找出尺侧下副动脉,观察其走行;④仔细寻认肱动脉的肌支,观察分布。

5. 解剖正中神经　自腋窝向下沿肱二头肌内侧沟追踪正中神经,观察其与肱动脉的位置关系。

6. 解剖尺神经　从臂丛内侧束向下追踪尺神经至臂中部并修洁,观察其与肱动脉的位置关系,在臂内侧肌间隔处分离尺神经至臂后区。

7. 观察前臂深筋膜、肱二头肌腱膜及腕掌侧韧带　清除肘窝、前臂前区及腕前区的浅筋膜,保留已分离出的浅静脉和皮神经,显露和观察前臂深筋膜,纵行切开并将其翻向两侧。探查前臂内、外侧肌间隔,观察其位置与附着部位。修洁和保留肱二头肌腱膜,

观察腕前区深筋膜，可见有横行纤维增厚的部分，即腕掌侧韧带。将腕掌侧韧带纵行切开并翻向两侧，显露其深面的屈肌腱及屈肌支持带。

8. 解剖肘窝（腔）

（1）分离肘窝的境界：在肱二头肌腱内侧切断肱二头肌腱膜和肘窝内的深筋膜，修洁旋前圆肌和肱桡肌，观察肘窝的境界，显露肘窝的内容。

（2）解剖肘窝内的结构：以肱二头肌腱及旋前圆肌为标志，观察其与血管神经的相互关系。修洁肱二头肌腱，在其内侧解剖出肱动脉的末端至其分支（桡、尺动脉）处。切除相应的伴行静脉，于肱动脉内侧修洁正中神经，向下追踪至其穿入旋前圆肌两头之间。沿正中神经主干插入止血钳，将旋前圆肌肱头切断并翻向外下方，显露正中神经和该肌的尺头。在正中神经的背侧寻找骨间前神经。拉开旋前圆肌尺头，寻找其深方通过的尺动脉及其发出的骨间总动脉。

9. 解剖前臂前群肌、血管和神经

（1）剖查前臂肌前群浅层：清理起自肱骨外上髁上方的肱桡肌；清理起自肱骨内上髁的浅层肌；观察和辨认各肌的名称、排列顺序、走行和终止部位。将指浅屈肌和浅层肌分离，观察其向下延续的 4 条肌腱。

（2）剖查桡血管神经束：将肱桡肌拉向外侧，修洁桡动脉和桡神经浅支，观察两者之间的位置关系。追踪桡神经浅支至前臂中、下 1/3 交界处，可见其经肱桡肌腱深面转向背侧；桡动脉在桡骨茎突下方转向手背，寻认桡动脉的分支。

（3）剖查尺血管神经束：将尺侧腕屈肌拉向内侧，找出尺动脉和尺神经，向上追踪尺神经至尺神经沟处，向下追踪至腕前区，寻找尺神经的分支。观察尺神经与尺动脉的位置关系。

（4）剖查正中神经：在旋前圆肌两头之间找出已剖出的正中神经，追踪至指浅屈肌和指深屈肌之间。修洁正中神经至腕前区，观察其分支分布。

（5）剖查前臂肌前群深层：将指浅屈肌拉向内侧，观察深面的拇长屈肌和指深屈肌的位置与形态。在腕上方分开此二肌，观察旋前方肌的位置和形态。

（6）剖查前臂屈肌后间隙：在腕上方，观察拇长屈肌、指深屈肌与旋前方肌之间的前臂屈肌后间隙。插入刀柄伸向腕管，理解其交通关系。

三、操作注意事项

上肢纵行皮肤切口长，注意切口整齐；腋腔内脂肪组织丰富，结构多，脂肪与淋巴结不易区分，解剖需认真仔细。

【思考题】

1. 乳腺癌行乳房根治手术时，应清除哪些结构？保护哪些结构？
2. 三边孔和四边孔是如何围成的，其内各有何结构通过？
3. 试述腋腔的位置、构成、内容。
4. 试述肘窝（腔）的位置、构成、内容。

（洪　丽　丁红梅）

第十三章　上　肢　（手）

第一节　概　　述

一、实验目的和要求

（1）掌握腕管的构成及通过结构的位置关系。

（2）掌握手掌的层次结构特点，血管神经的位置及分支分布。

（3）掌握指端结构特点；了解手指的血管神经分布；了解指腱鞘的结构。

（4）熟悉手部的筋膜及筋膜鞘、筋膜间隙及其连通；了解手背的局部解剖特点。

二、实验材料

（1）标本：显示手掌浅层和深层肌肉、血管、神经标本；手掌及手指横断面（不离断）标本；显示手内肌的瓶装标本。手背浅层结构标本；手指腱鞘标本。

（2）模型：显示手掌中层结构的断掌模型；手掌腱鞘模型；手部浅层和深层肌肉、血管、神经模型；指腱鞘模型。

（3）操作器械：手术刀柄、刀片、镊子、止血钳、手套、丝线等。

（4）整尸操作标本。

三、实验时间

实验学时为 4 学时。

第二节　实验内容

一、重　　点

（1）腕管的构成及内容。

（2）手掌部血管神经及骨筋膜鞘。

二、难　　点

手掌骨筋膜鞘与筋膜间隙的构成、内容及临床意义。

三、标本及模型观察

（一）腕管

取手掌近侧标本并切开了腕前区深筋膜的标本观察腕管（carpal canal）的位置、构成及内容结构。

1.位置及构成　腕管位于腕前区，由屈肌支持带与腕骨沟共同围成。

2.内容　腕管内有指浅、指深屈肌腱和拇长屈肌腱9条肌腱及其腱鞘（桡侧囊和尺侧囊），以及正中神经穿过。拇长屈肌腱鞘（桡侧囊）穿过腕管，远端与拇指腱滑膜鞘相延续，屈肌总腱鞘（尺侧囊）远端与小指腱滑膜鞘相延续（图13-1）。

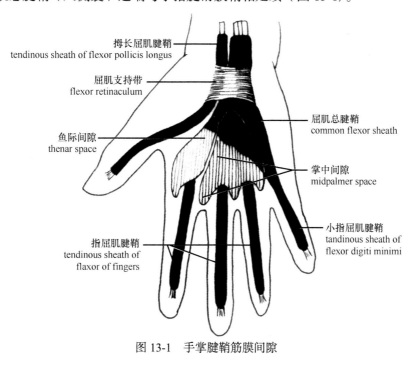

拇长屈肌腱鞘
tendinous sheath of flexor pollicis longus

屈肌支持带
flexor retinaculum

鱼际间隙
thenar space

屈肌总腱鞘
common flexor sheath

掌中间隙
midpalmer space

指屈肌腱鞘
tendinous sheath of flaxor of fingers

小指屈肌腱鞘
tandinous sheath of flexor digiti minimi

图13-1　手掌腱鞘筋膜间隙

（二）手

结合自体观察，手包括手掌、手背和手指三部分。其表面标志在掌侧有腕、掌、指各三条横纹，即腕近纹、腕中纹、腕远纹；掌部有鱼际纹、掌中纹、掌远纹；指近侧纹、指中纹和指远纹。

1.手掌　取手掌部横断切标本，自掌心至手背的层次结构依次为（图13-2）：皮肤→浅筋膜→掌腱膜→掌浅弓和神经→肌肉肌腱层→筋膜间隙→骨间掌侧筋膜及拇收肌筋膜→掌深弓和尺神经深支→骨间掌侧肌→掌骨→骨间背侧肌→骨间背侧筋膜→手背筋膜下间隙→手背腱膜→手背皮下间隙→手背浅筋膜→手背皮肤。

（1）皮肤：有较厚的角质层，在大、小鱼际肌处较薄且表面有3条掌纹。

（2）浅筋膜：比较致密，有许多与掌面垂直的纤维束，浅面连于皮肤，深面连于掌筋膜，掌短肌位于小鱼际的近侧部的浅筋膜内。

（3）深筋膜、骨筋膜鞘、筋膜间隙：①深筋膜：分浅、深两层。浅层两侧部较薄，并分别覆盖大、小鱼际肌，称为鱼际筋膜及小鱼际筋膜；中间有掌长肌腱纤维增强，称掌腱膜，掌腱膜呈三角形，近端与掌长肌腱连续，远侧分成四束，附着于第2～5指，在掌骨小头处围成三个指蹼间隙，是手指血管神经的门户。掌腱膜在内、外侧向深面伸入分别附着于第5掌骨和第1掌骨，形成掌内侧肌间隔和掌外侧肌间隔。中份的掌腱膜向深面伸入，包绕第二指的指浅、深屈肌腱和第1蚓状肌后，再附着于第三掌骨称形成

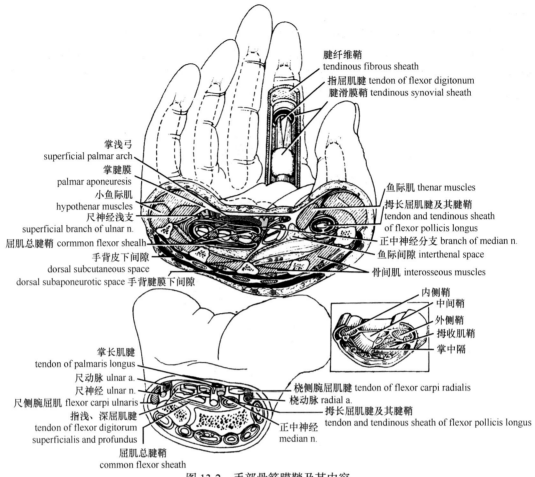

图 13-2　手部骨筋膜鞘及其内容

掌中隔。深筋膜深层位于指屈肌腱与骨间肌、掌骨之间，又称骨间掌侧筋膜，其中覆盖在拇收肌表面的称为拇收肌筋膜。②骨筋膜鞘：取断掌模型观察手掌深筋膜与掌骨形成的骨筋膜鞘。掌外侧鞘（lateral palmar compartment），也称鱼际鞘，由鱼际筋膜，掌外侧隔和第一掌骨围成，内有鱼际肌（拇收肌除外），拇长屈肌腱及其腱鞘和血管神经等。掌内侧鞘（medial palmar compartment），也称小鱼际鞘，由小鱼际筋膜、掌内侧隔和第 5 掌骨围成，内有小鱼际肌、小指的血管神经等。掌中间鞘（middle palmar compartment），由掌腱膜、掌内侧隔、骨间掌侧筋膜和掌外侧隔及拇收肌筋膜所围成，内有掌中隔，指浅、深屈肌腱及其腱鞘，蚓状肌，掌浅弓血管神经和筋膜间隙（鱼际间隙、掌中间隙）。③筋膜间隙：取断掌模型观察筋膜间隙、位置及毗邻。筋膜间隙位于掌中间鞘内，由手掌的深筋膜、筋膜隔之间围成，分别为鱼际间隙（thenar fascia）和掌中间隙（midpalmar space），两个间隙被掌中隔分开。掌中间隙位于掌中间鞘的尺侧半（手心的内侧半），前界为 3、4、5 指的指浅、深屈肌腱及其腱鞘以及第 2～4 蚓状肌；后界为掌中隔后部、第 3～5 掌骨及骨间肌前面的骨间掌侧筋膜；外侧以掌中隔与鱼际间隙相隔；内侧是从掌内侧隔。掌中间隙近端经腕管与前臂屈肌后间隙相通，远侧沿第 2、3、4 蚓状肌管（鞘）可达第 2、3、4 指蹼处与其指背相交通（图 13-1）。鱼际间隙位于掌中间鞘的桡侧半（手心的外侧半），前界为示指的指屈肌腱、第 1 蚓状肌；后界为拇收肌筋膜；内侧以掌中隔与掌中间隙为界；外侧是掌外侧肌间隔。鱼际间隙的近侧是密闭的，远侧经第 1 蚓状肌管（鞘）与示指背侧交通。

（4）掌浅弓、正中神经、尺神经的浅支（图 13-3）：①掌浅弓位于掌腱膜的深面，正中神经的浅面。由桡动脉的掌浅支和尺动脉的终支吻合而成，从弓上发出一支小指尺掌侧动脉和三支指掌侧总动脉，沿相邻两条屈肌腱之间下行至第 2～4 指蹼处穿出，每支动脉再分为 2 条指掌侧固有动脉，分布于相邻两掌面的相对缘。②正中神经：通过腕管，行于掌浅弓的深面、指屈肌腱和蚓状肌浅面，分为外侧支和内侧支，外侧支发出返支向近侧反行支配鱼际肌（拇收肌除外），皮支分布于拇指两侧及示指外侧，还发出细小分支支配第 1蚓状肌；内侧支发出 2 支指掌侧总神经达掌指关节附近分为 4 支指掌侧固有神经，还发出细小的分支支配第 2 蚓状肌。③尺神经浅支：经屈肌支持带的浅面，紧贴豌豆骨的桡侧与尺动脉之间下行，再经掌短肌的深面至手掌，发出小指尺掌侧固有神经和 1 支指掌侧总神经。

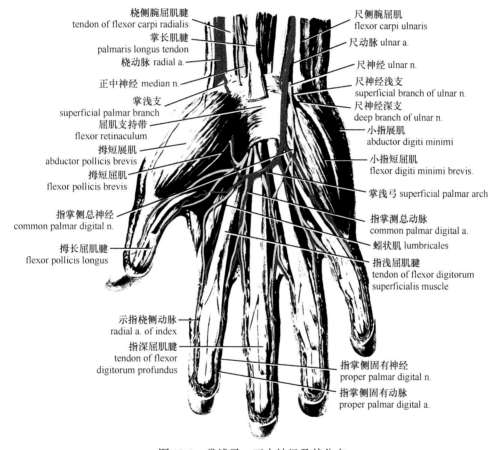

图 13-3　掌浅弓、正中神经及其分支

（5）指浅、深屈肌腱及蚓状肌：①指浅、深屈肌腱：位于正中神经和尺神经浅支的深面。②蚓状肌：起于指深屈肌腱的桡侧，向远侧移行，绕第 2～5 指的第 1 节指骨的桡侧，止于第 2～5 指的指背腱膜。

（6）掌深弓、尺神经深支：①掌深弓：位于深筋膜深层的深面，桡动脉终支穿过拇收肌后向内侧横过骨间肌近端，与尺动脉掌深支吻合成弓，由弓发出三个掌心动脉。②尺神经深支：穿小鱼际肌后，与掌深弓伴行，分支支配小鱼际肌、骨间肌、第 3 和 4 蚓状肌、拇收肌（图 13-4）。

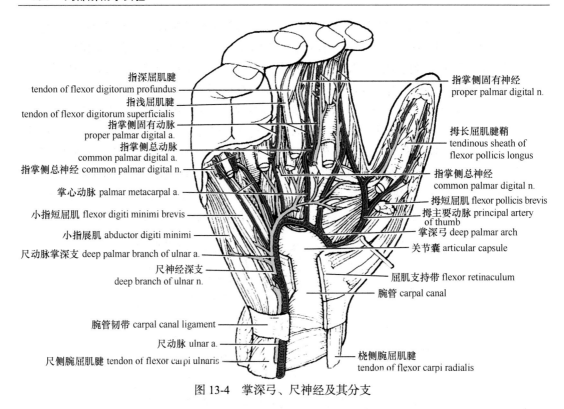

指深屈肌腱 tendon of flexor digitorum profundus
指浅屈肌腱 tendon of flexor digitorum superficialis
指掌侧固有动脉 proper palmar digital a.
指掌侧总动脉 common palmar digital a.
指掌侧总神经 common palmar digital n.
掌心动脉 palmar metacarpal a.
小指短屈肌 flexor digiti minimi brevis
小指展肌 abductor digiti minimi
尺动脉掌深支 deep palmar branch of ulnar a.
尺神经深支 deep branch of ulnar n.
腕管韧带 carpal canal ligament
尺动脉 ulnar a.
尺侧腕屈肌腱 tendon of flexor carpi ulnaris

指掌侧固有神经 proper palmar digital n.
拇长屈肌腱鞘 tendinous sheath of flexor pollicis longus
指掌侧总神经 common palmar digital n.
拇短屈肌 flexor pollicis brevis
拇主要动脉 principal artery of thumb
掌深弓 deep palmar arch
关节囊 articular capsule
屈肌支持带 flexor retinaculum
腕管 carpal canal
桡侧腕屈肌腱 tendon of flexor carpi radialis

图 13-4　掌深弓、尺神经及其分支

（7）骨间肌和掌骨：位于掌深弓的深面，骨间肌共有7块，即骨间掌侧肌3块，骨间背侧肌4块（瓶装标本可清楚地观察）。

（8）手背静脉网、手背皮神经：①手背静脉网：手背浅静脉丰富，吻合成手背静脉网，网的尺侧、桡侧分别汇入贵要静脉和头静脉。②手背皮神经：手背皮神经位于手背静脉网的深面，有桡神经的浅支与尺神经的手背支及它们的交通支、正中神经的指掌侧固有神经。桡神经的浅支分支分布于手背桡侧半；尺神经的手背支分支分布于手背尺侧。但拇、示、中指及环指的桡侧半中、远节指背皮肤由正中神经支配。

（9）手背结构：①伸肌支持带：腕后区深筋膜增厚形成，位于腕背，宽2～3cm。②观察手背腱膜：是深筋膜浅层与伸指肌腱结合而成，其两侧分别附着于第2、5掌骨。③手背皮下间隙：位于手背浅筋膜与手背腱膜之间。手背筋膜下间隙与手背皮下间隙（手背腱膜和骨间背侧筋膜之间）彼此交通，感染易扩散到整个手背。

2. 手指

（1）浅层结构：①皮肤：指掌侧皮肤比背侧厚，角化程度高，富有汗腺与指纹，无毛和皮脂腺。在指腹处，神经末梢特别丰富，触觉灵敏。有三条明显皮纹，其两侧是指掌侧与背侧的分界标志。指背侧远端指甲为皮肤衍生物，由真皮增厚而成。有甲床、甲根和甲廓等结构。②浅筋膜：掌侧皮下脂肪组织积聚成球，有纤维隔将皮肤连手指屈肌腱鞘。指纹处皮肤直接连于腱鞘。指的血管神经走行两侧的掌侧面和背侧面的交界线上，为神经阻滞部位。指髓间隙（pulp space），又称指髓或指端密闭间隙：位于末节指骨远侧4/5的掌侧皮肤与骨膜之间，有纤维隔连于指远纹的皮下和指深屈肌腱末端，形成指端的密闭间隙。纤维隔将脂肪分隔成小叶，小叶内分布有血管和神经末梢。炎症时血管和神经末梢受到压迫，引起剧痛，应早期进行指端侧方切开减压引流（图13-5）。

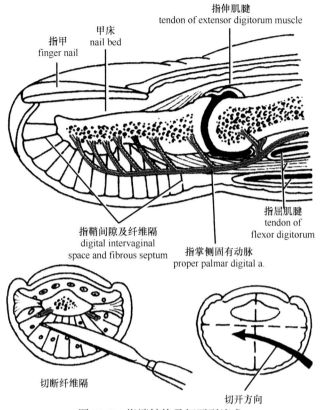

图 13-5　指端结构及切开引流术

（2）深层结构：①指浅、深屈肌腱：指浅屈肌腱分两束附着于中节指骨的侧缘，形成腱裂孔，容纳指深屈肌腱穿过。指深屈肌腱穿腱裂孔止于远节指骨底。其作用分别为屈近、远侧指间关节。指浅、深屈肌腱被指腱鞘（tendinous sheaths of fingers）包绕。指腱鞘由腱纤维鞘和腱滑膜鞘两部分组成：腱纤维鞘是深筋膜增厚形成的骨纤维性管道，附着于指骨及关节囊的两侧，关节处薄弱。腱滑膜鞘为包绕肌腱的双层滑膜形成的囊管状鞘，分壁层和脏层。纵切纤维鞘其内面贴附的便是壁层，显露在肌腱表面便是脏层。拇指腱滑膜鞘和小指腱滑膜鞘分别与桡、尺侧囊相通。第 2～4 指腱滑膜鞘从远节指骨底延伸至掌指关节的近侧（图 13-6）。②指伸肌腱：指伸肌腱越过掌骨头后，向两侧扩展，包绕掌骨头和近节指骨的背面，称指背腱膜（亦称腱帽）。其远侧分为三束，中间束止于中节指骨底；两条侧束在中节指骨背侧合并后止于远节指骨底。指伸肌腱在骨间肌和蚓状肌的协同下，可屈掌指关节和伸指骨间关节。

第三节　解剖操作

一、操作要点

掌腱膜的位置、形态；手掌骨筋膜鞘、筋膜间隙的位置、内容；腕管的位置、内容；手掌、手背的血管、神经；伸肌支持带的形态；手指的腱纤维鞘、腱滑膜鞘。

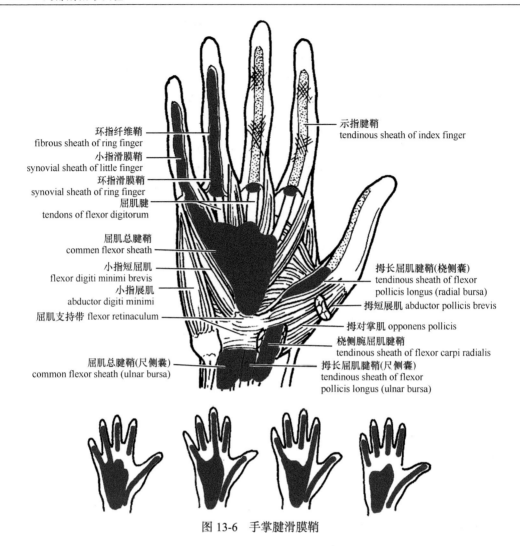

环指纤维鞘
fibrous sheath of ring finger

小指滑膜鞘
synovial sheath of little finger

环指滑膜鞘
synovial sheath of ring finger

屈肌腱
tendons of flexor digitorum

屈肌总腱鞘
commen flexor sheath

小指短屈肌
flexor digiti minimi brevis

小指展肌
abductor digiti minimi

屈肌支持带 flexor retinaculum

屈肌总腱鞘(尺侧囊)
common flexor sheath (ulnar bursa)

示指腱鞘
tendinous sheath of index finger

拇长屈肌腱鞘(桡侧囊)
tendinous sheath of flexor
pollicis longus (radial bursa)

拇短展肌 abductor pollicis brevis

拇对掌肌 opponens pollicis

桡侧腕屈肌腱鞘
tendinous sheath of flexor carpi radialis

拇长屈肌腱鞘(尺侧囊)
tendinous sheath of flexor
pollicis longus (ulnar bursa)

图 13-6　手掌腱滑膜鞘

二、操作步骤

（一）标本体位

标本取仰卧位，上肢平置外展，手掌向上或标本取俯卧位，上肢外展，手背向上。

（二）皮肤切口

自腕前区横切口中点至中指指端做一纵切口；由腕前区横切口中点至拇指指端做一斜切口；沿第 2～5 指根部做一横切口。将手掌、拇指和中指掌侧面皮肤翻开。

手背部：自腕背横切口正中至拇指甲根做一斜切口；从腕背横切口中点至中指甲根做一纵切口；沿掌指关节背侧做一横切口；沿示、环、小指背面中线各做纵切口。翻开或切除手背和手指背面的皮肤。

（三）解剖手掌浅筋膜

在鱼际处浅筋膜内寻认前臂处侧皮神经终支、桡神经浅支和正中神经掌支的分支；在小鱼际处寻找尺神经掌支并观察掌短肌。保留皮神经，除去浅筋膜，显露手掌深筋膜浅层。

（四）解剖掌腱膜和骨筋膜鞘

1. 解剖掌腱膜　从屈肌支持带上切断掌长肌腱，向远侧剥离掌腱膜，切断掌内、外侧肌间隔，直至指蹼间隙处。将掌腱膜翻向远侧，切勿损伤其深方的结构。

2. 剖查三个骨筋膜鞘　掌腱膜深面为掌中间鞘；小鱼际筋膜深面为内侧鞘；鱼际筋膜深面为外侧鞘。探查内、外侧鞘，清除小鱼际筋膜和鱼际筋膜，显露手内肌。

（五）解剖尺动脉、尺神经及其分支

1. 解剖尺动脉及其分支　在豌豆骨桡侧，切除腕掌侧韧带。打开腕尺侧管，修洁管内走行的尺神经和尺静脉后，向远侧追踪尺动脉，可见其在管内发出掌深支，继续剖查尺动脉末端与桡动脉掌浅支吻合成的掌浅弓及其发出的指掌侧总动脉。

2. 解剖尺神经及其分支　在腕尺侧管内，修洁尺神经，可见其在豌豆骨与钩骨之间分为浅、深支，再向下剥离尺神经浅支，追踪观察其分支走行与分布。

（六）解剖腕管

1. 剖查腕管的构成　修洁屈肌支持带，可见其桡侧附着于手舟骨和大多角骨，尺侧附着于豌豆骨和钩骨，屈肌支持带与腕骨沟围成腕管。

2. 剖查腕管的内容　镊子插入屈肌支持带深面，纵行切断，掀开支持带，确认腕管内容结构。在腕管内纵行切开屈肌总腱鞘，向远侧探查它与指滑膜鞘的关系，观察指浅、深屈肌腱之间的位置关系。切开拇长屈肌腱鞘，观察其与拇指腱滑膜鞘的交通。

（七）解剖正中神经及其分支

于腕管内向远侧剥离正中神经，在屈肌支持带下缘找出正中神经的返支，追踪至鱼际肌。再向下追踪正中神经的3条指掌侧总神经，直至指蹼间隙处。观察其与同名动、静脉的伴行情况。

（八）解剖掌深层结构

1. 解剖鱼际肌　在鱼际肌内侧缘找出桡动脉的掌浅支，保留掌浅支和正中神经返支。观察鱼际浅层的两块肌，切断两肌，辨认深面的两块鱼际肌和拇长屈肌腱。

2. 解剖小鱼际肌　辨认浅层的两块肌。寻找尺神经深支和尺动脉的掌深支。横断小指展肌，观察小指对掌肌。

3. 解剖蚓状肌　分离指浅、深屈肌腱，查看蚓状肌的起始与走行。

4. 解剖指蹼间隙　除去各指蹼间隙处的脂肪。修洁各指掌侧总动脉和总神经的末端，观察它们的分支和分布。修洁蚓状肌腱，探查该间隙的交通。

5. 探查手掌的筋膜间隙　用止血钳挑起示指屈肌腱和第1蚓状肌，观察其深面的鱼际间隙，挑起第3、4、5指屈肌腱及第2、3、4蚓状肌，观察它们深方的掌中间隙，并向近侧探查其交通。

6. 剖查掌深弓和尺神经深支　向桡侧拉开各指屈肌腱及蚓状肌（或在腕管近侧切断

各腱），除去其深方的疏松结缔组织和骨间掌侧筋膜。循已剖出的尺神经掌支和尺动脉的掌深支，向近侧继续追踪，观察尺动脉的掌深支和桡动脉末端吻合成的掌深弓。修洁掌深弓及其凸侧发出的三条掌心动脉。修洁与掌深弓伴行的尺神经深支及其分支。

（九）解剖手指掌侧面

从指蹼间隙处向下修洁指掌侧固有神经和血管，观察其位置。除去浅筋膜，显露手指掌侧面的腱纤维鞘。纵行切开腱纤维鞘，观察指浅、深屈肌腱的位置关系及其终止部位。观察腱滑膜鞘的结构。

（十）解剖手指背面

追踪伸指肌腱至手指背面，观察指背腱膜。

（十一）解剖手背

1. 解剖观察手背浅筋膜　此处浅筋膜薄，剥离皮肤时勿损伤浅静脉和皮神经。
2. 解剖手背静脉网　修洁浅筋膜内的手背静脉网，并向桡、尺侧追踪至其合成头静脉和贵要静脉处。
3. 解剖桡神经浅支和尺神经手背支　在手背近侧端桡尺侧分别剖出桡神经浅支与尺神经手背支，观察两者在手背的吻合并追踪其 5 条指背神经的走行与分布。
4. 解剖伸肌支持带　清除腕背侧的浅筋膜，显露伸肌支持带，观察其形态及附着部位，纵行切开伸肌支持带，观察其发出的 5 个纤维隔及附着部位。修洁 6 个骨纤维管内的肌腱及其腱鞘，辨认各伸指肌腱及其腱鞘的排列情况。
5. 解剖手背筋膜间隙　保留浅筋膜和皮神经。逐渐清除浅筋膜，显露手背腱膜，观察两者之间的手背皮下间隙。清除手背腱膜，显露骨间背侧筋膜，观察两者之间的手背腱膜下间隙。观察伸指肌腱的腱间结合。

三、操作注意事项

手掌皮肤厚而坚韧，弹性差，掌心处有许多纤维将皮肤与掌腱膜紧密连接，需耐心解剖；若解剖操作标本手指弯曲，可于腕管处横断屈指肌腱，拉直手指后进行解剖操作；手掌内结构细小繁多，需认真、细心分离辨认。

【思考题】
1. 简述腕管的构成及其通过的结构。
2. 试述鱼际间隙的境界、内容、沟通关系及其临床意义。
3. 试述手的肌肉和皮肤的神经支配。

（洪　丽）

第十四章 下　　肢

第一节　概　　述

一、实验目的和要求

（1）掌握大隐静脉起止、行程、主要属支等；熟悉小隐静脉的起止、行程；下肢的基本结构（肌肉、筋膜及血管、神经分布规律）。

（2）掌握股三角的境界、内容及交通；掌握肌腔隙与血管腔隙境界和内容；掌握收肌管的位置、构成、内容及交通；掌握股鞘、股环及股管概念及临床意义。

（3）掌握臀部深筋膜及肌肉的配布；熟悉臀大肌下间隙的位置和内容。

（4）掌握穿经梨状肌上、下孔及坐骨小孔的结构及其排列关系；掌握坐骨神经的行程、分布。

（5）掌握腘窝的境界及内容。

（6）掌握小腿部深筋膜、骨筋膜鞘及其内容。

（7）掌握踝管的构成、内容及其排列关系；了解下肢的境界和分区及重要的体表标志。

二、实　验　材　料

（1）标本：显示浅层静脉及皮神经标本，显示下肢肌肉、神经和血管标本，小腿横断面示骨筋膜鞘标本，髋肌标本。

（2）模型：髋肌模型。

（3）操作器械：手术刀柄、刀片、镊子、止血钳、手术剪、手套等。

（4）整尸操作标本。

三、实　验　时　间

实验时间为 12 学时。

第二节　实　验　内　容

一、重　　点

（1）股三角的境界、内容及交通。

（2）肌腔隙与血管腔隙境界和内容，股鞘、股管与股环概念。

（3）收肌管的位置、构成、内容及交通。

(4) 穿经梨状肌上、下孔及坐骨小孔的结构。

(5) 踝管的构成、内容及各结构的排列关系。

二、难 点

(1) 血管腔隙内容。

(2) 梨状肌上、下孔及坐骨小孔穿经的结构。

三、标本及模型观察

（一）股前内侧区

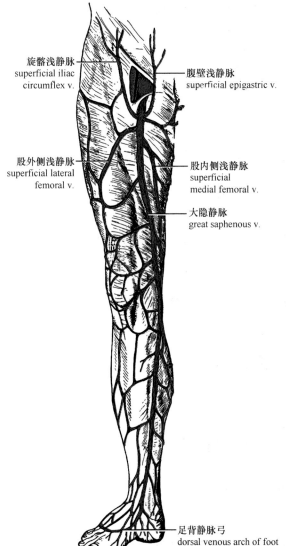

旋髂浅静脉
superficial iliac
circumflex v.

腹壁浅静脉
superficial epigastric v.

股外侧浅静脉
superficial lateral
femoral v.

股内侧浅静脉
superficial
medial femoral v.

大隐静脉
great saphenous v.

足背静脉弓
dorsal venous arch of foot

图 14-1 大隐静脉及其属支

1. 浅层结构 取股部浅层结构标本观察大隐静脉（great saphenous vein）及其属支、皮神经等结构。浅层结构包括皮肤和浅筋膜。皮肤厚薄不均，内侧较薄而柔软，外侧较厚。浅筋膜富含脂肪，有浅动脉、浅静脉、浅淋巴管、浅淋巴结和皮神经分布。

（1）大隐静脉：大隐静脉起自足背静脉网内侧→经内踝前方→沿小腿内侧→经膝部内后方→股内侧斜行向上→股前内侧区→耻骨结节外下方 3～4cm 处穿过隐静脉裂孔的筛筋膜和股鞘→注入股静脉。大隐静脉在汇入股静脉之前接纳 5 条属支，分别为腹壁浅静脉（superficial epigastric vein）、阴部外静脉（external pudendal vein）、旋髂浅静脉（superficial iliac circumflex vein）、股内侧浅静脉（superficial medial femoral vein）和股外侧浅静脉（superficial lateral femoral vein）（图 14-1）。临床上大隐静脉切开多选内踝前方或隐静脉裂孔处。长期站立或从事重体力劳动者，易好发大隐静脉曲张。大隐静脉曲张患者，若穿静脉和深静脉功能良好，可行大隐静脉剥离或高位结扎术。大隐静脉高位结扎术，必须同时结扎 5 个属支。

（2）腹股沟浅淋巴结：位于腹股沟韧带下方，沿大隐静脉近段及腹股沟韧带下方呈"T"形排列。腹股沟浅淋巴结分为上、下两组（群），上组（群）又分为上内侧、上外侧组；分别收纳脐以下腹壁、臀部、会阴、外生殖器、肛管下端的淋巴和下肢的大部分浅淋巴。其输出管穿过筛筋膜注入股深淋巴结。

（3）皮神经：股前区皮神经丰富，在标本上观察髂腹股沟神经、生殖股神经的股支、股外侧皮神经、闭孔神经的皮支及股神经的前皮支等。

2. 深层结构　取股部标本观察阔筋膜（fascia lata）、髂胫束（iliotibial tract）、隐静脉裂孔（saphenous hiatus）、股三角（femoral triangle）及收肌管（adductor canal）等。

（1）深筋膜：包裹大腿的深筋膜称阔筋膜，致密而坚韧。阔筋膜在股外侧份纵行增厚呈带状，称髂胫束，临床上常用其作为体壁缺损、薄弱区和膝关节交叉韧带修补重建材料。耻骨结节外下方 3～4cm 处，呈一个卵圆形的薄弱区（由阔筋膜形成）称隐静脉裂孔，其表面覆盖筛筋膜。

（2）骨筋膜鞘：取股中份横断面标本，观察股部的骨筋膜鞘。在肌层的外面观察阔筋膜，找到股内侧肌间隔、股外侧肌间隔和股后肌间隔，其分隔股部三个肌群，附着于股骨粗线。股骨骨膜、三个肌间隔和阔筋膜将股部分为 3 个骨筋膜鞘，分别为前骨筋膜鞘、内侧骨筋膜鞘和后骨筋膜鞘。前骨筋膜鞘是由股骨骨膜、阔筋膜、股内侧肌间隔和股外侧肌间隔围成，容纳股前群肌、股动脉、股静脉和股神经等；内侧骨筋膜鞘是由股骨骨膜、阔筋膜、内侧肌间隔和后肌间隔围成，容纳股内侧群肌、闭孔神经、闭孔动脉和闭孔神经；后骨筋膜鞘是由股骨骨膜、阔筋膜、后肌间隔和外侧肌间隔围成，容纳股后肌群、股深动脉的分支及伴行静脉、坐骨神经等。

（3）股三角：取显示股三角标本观察。在股前内侧区上 1/3 段，找到由腹股沟韧带、缝匠肌（sartorius）内侧缘和长收肌（adductor longus）外侧缘三者围成的股三角。在股三角内找到股神经及其分支、股动脉及其分支、股静脉及其分支等，标本上股管已破坏，其位于股静脉的内侧。观察记录其位置关系，可见在股三角内，由外侧向内侧分别为股神经及其分支、股动脉及其分支、股静脉及其属支。拉开其内容，观察其后方由内侧向外侧分别为长收肌、耻骨肌（pectineus）和髂腰肌，构成股三角的底（图 14-2）。

1）股神经：腰丛的分支，经肌腔隙进入股三角，位于股动脉的外侧。股神经发出肌支、皮支及关节支，其最长的皮神经为隐神经（saphenous nerve），在股三角内伴行于股动脉的外侧下行，穿入收肌管。

2）股动脉及其分支：股动脉位于腹股沟韧带中点的深面，经股三角下行至股三角尖，入收肌管；股动脉在腹股沟韧带下方约 3cm 处发出粗大的股深动脉（deep femoral artery），该动脉向下潜入长收肌的深面，另外还发出分布于浅层结构的腹壁浅动脉，旋髂浅动脉和阴部外动脉。

3）股静脉：先位于股动脉的内侧，逐渐移行于动脉后方，除收集股深部静脉外，还收纳大隐静脉的血液。

4）股鞘（femoral sheath）：股鞘为腹横筋膜和髂筋膜向下延伸包裹股动脉（femoral artery）、股静脉（femoral vein）所形成的筋膜鞘，位于腹股沟韧带的内侧半和阔筋膜的深面，呈漏斗状，长 3～4cm，向下与股血管的外膜融合。股鞘由两个纵行纤维隔将其分为外侧、中间、内侧三个腔，外侧容纳股动脉，中间容纳股静脉，内侧形成股管（femoral canal），内有腹股沟深淋巴结（deep inguinal lymph nodes）和脂肪。标本上已破坏，理解其概念即可（图 14-3）。

5）股管：为股鞘内侧份呈漏斗状的筋膜腔，长约 1.3cm（图 14-3）。

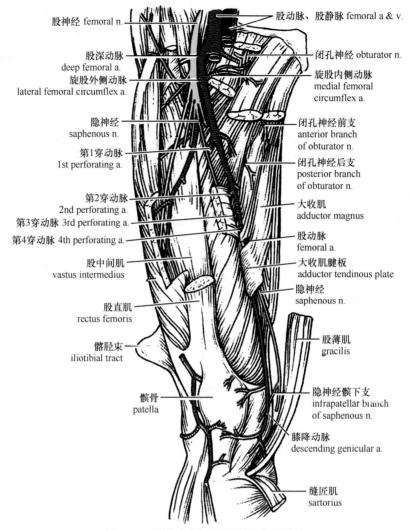

股神经 femoral n.
股动脉、股静脉 femoral a & v.
股深动脉 deep femoral a.
闭孔神经 obturator n.
旋股外侧动脉 lateral femoral circumflex a.
旋股内侧动脉 medial femoral circumflex a.
隐神经 saphenous n.
闭孔神经前支 anterior branch of obturator n.
第1穿动脉 1st perforating a.
闭孔神经后支 posterior branch of obturator n.
第2穿动脉 2nd perforating a.
大收肌 adductor magnus
第3穿动脉 3rd perforating a.
股动脉 femoral a.
第4穿动脉 4th perforating a.
股中间肌 vastus intermedius
大收肌腱板 adductor tendinous plate
隐神经 saphenous n.
股直肌 rectus femoris
髂胫束 iliotibial tract
股薄肌 gracilis
隐神经髌下支 intrapatellar branch of saphenous n.
髌骨 patella
膝降动脉 descending genicular a.
缝匠肌 sartorius

图 14-2　股前内侧区深层肌及血管神经

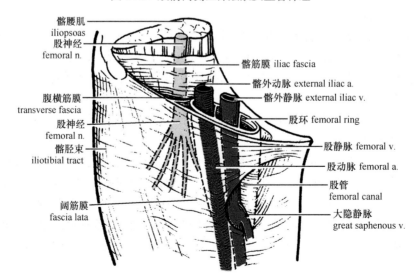

髂腰肌 iliopsoas
股神经 femoral n.
髂筋膜 iliac fascia
髂外动脉 external iliac a.
髂外静脉 external iliac v.
腹横筋膜 transverse fascia
股环 femoral ring
股神经 femoral n.
髂胫束 iliotibial tract
股静脉 femoral v.
股动脉 femoral a.
股管 femoral canal
阔筋膜 fascia lata
大隐静脉 great saphenous v.

图 14-3　股鞘与股管

（4）收肌管：又称 Hunter 管，位于股前区中 1/3。翻开缝匠肌，找到隐神经、股内侧肌的肌支、股动脉和股静脉，这些结构为收肌管的内容。观察其位置关系，从前向后分别为隐神经及股内侧肌的肌支、股动脉和股静脉。再观察其构成，在血管神经前方为缝匠肌和已大部分切除的收肌腱板，构成其前壁；血管神经的外侧为股内侧肌，构成其外侧壁；血管神经的内后方为长收肌和大收肌，构成其后壁；隐神经、股动脉和股静脉经股三角的尖进入收肌管，其构成收肌管的上口；探查股动脉和股静脉经收肌腱裂孔进入腘窝，收肌腱裂孔构成收肌管的下口（图 14-2）。

（5）肌腔隙和血管腔隙（图 14-4）：①肌腔隙（lacuna musculorum）：前界为腹股沟韧带，后外界为髂骨，内侧界为髂耻弓（iliopectineal arch）。内有髂腰肌（iliopsoas），股神经及股外侧皮神经（lateral femoral cutaneous nerve）通过。②血管腔隙（lacuna vasorum）：前界为腹股沟韧带，后界为耻骨梳韧带（pectineal ligament），外侧界为髂耻弓，内侧界为腔隙韧带（lacunar ligament）。内含股环（femoral ring），股动脉、股静脉及腹股沟深淋巴结。股环即股管的上口。

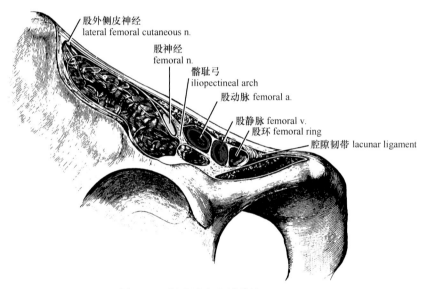

图 14-4　肌腔隙和血管腔隙

（6）闭孔血管神经束：闭孔动脉和闭孔神经位于短收肌前、后方。

（二）臀部

1. 皮神经　取臀区的皮神经标本观察臀上皮神经（superior clunial nerve）、臀内侧皮神经（medial clunial nerve）和来自股后皮神经（posterior femoral cutaneous nerve）的臀下皮神经（inferior clunial nerve）的分布情况。

2. 臀区的肌、神经和血管　主要观察臀部的肌、梨状肌上孔及梨状肌下孔穿入的结构（图 14-5）。

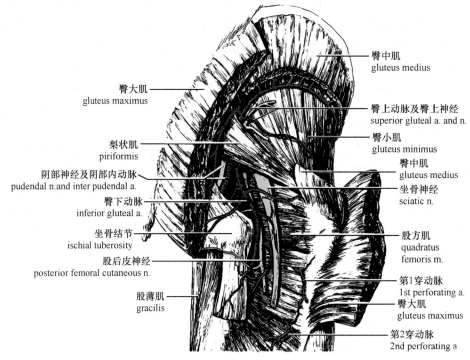

臀中肌
gluteus medius

臀大肌
gluteus maximus

臀上动脉及臀上神经
superior gluteal a. and n.

臀小肌
gluteus minimus

梨状肌
piriformis

臀中肌
gluteus medius

阴部神经及阴部内动脉
pudendal n.and inter pudendal a.

坐骨神经
sciatic n.

臀下动脉
inferior gluteal a.

股方肌
quadratus femoris m.

坐骨结节
ischial tuberosity

股后皮神经
posterior femoral cutaneous n.

第1穿动脉
1st perforating a.

臀大肌
gluteus maximus

股薄肌
gracilis

第2穿动脉
2nd perforating a

图 14-5　臀部的血管神经

（1）臀部的肌：臀部的肌分浅、中、深三层。浅层肌自前向后有阔筋膜张肌（tensor fasciae latae）和臀大肌（gluteus maximus）；中层由上向下依次为臀中肌（gluteus medius）、梨状肌（piriformis）、上孖肌（gemellus superior）、闭孔内肌（obturator internus）、下孖肌（gemellus inferior）和股方肌（quadratus femoris）；深层有臀小肌（gluteus minimus）和闭孔外肌（obturator externus）。

（2）穿经梨状肌上孔结构：从外侧至内侧为臀上神经（superior gluteal nerve）、臀上动脉（superior gluteal artery）及臀上静脉（superior gluteal vein）。

（3）穿经梨状肌下孔结构：从外侧至内侧为坐骨神经（sciatic nerve）、股后皮神经、臀下动脉（inferior gluteal artery）、臀下静脉（inferior gluteal vein）、阴部内动、静脉（internal pudendal artery and vein）及阴部神经（pudendal nerve）。

（三）股后区

1. 浅层结构　标本上主要观察股后皮神经、分支走行及分布情况。股后皮神经在臀大肌下缘中点处发出臀下皮神经，主干沿股后区中线下行，位于阔筋膜与股二头肌（biceps femoris）之间，沿途发出分支分布于股后区皮肤。其末支至腘窝（popliteal fossa）上角处，穿出阔筋膜至皮下，分布于腘窝及小腿后区上部的皮肤。

2. 股后区肌、血管和神经

（1）股后区肌：即大腿后群肌，包括位于外侧的股二头肌、内侧浅层的半腱肌（semitendinosus）和深层的半膜肌（semimembranosus）。

（2）股后区动脉：股后区没有动脉主干，由髂内动脉、股动脉和腘动脉（popliteal

artery）分支形成的纵行动脉吻合链。

（3）坐骨神经：由臀大肌深面下行，经坐骨结节与大转子之间进入股后区，沿中线经股二头肌长头的深面，至腘窝上角处分为胫神经（tibial nerve）和腓总神经（common peroneal nerve）。

（四）膝后区

膝后区主要是腘窝（腔）（popliteal fossa）（图 14-6）。

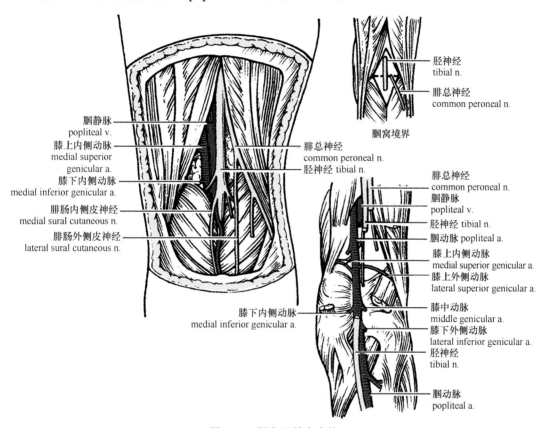

图 14-6　腘窝及其内容物

1. 腘窝的境界　腘窝上外侧壁为股二头肌，上内侧壁为半腱肌、半膜肌，下外侧壁为腓肠肌外侧头（lateral head of gastrocnemius），下内侧壁为腓肠肌内侧头（medial head of gastrocnemius），顶为腘筋膜（popliteal fascia），底自上而下为股骨的腘面（popliteal surface of the femur）、膝关节囊（capsule of the knee joint）的后壁和腘肌（popliteus）及其筋膜。

2. 腘窝内容　腘窝内含有重要的血管和神经等，由浅入深为胫神经、腘静脉（popliteal vein）、腘动脉（popliteal artery）及腘窝上外缘的腓总神经，血管周围有腘深淋巴结。①胫神经为坐骨神经在腘窝上角处的粗大的分支，沿中线下行至腘肌下缘，穿比目鱼肌内、外侧头之间的沟内；②腘静脉与腘动脉伴行，在腘窝内位于腘动脉的浅面；③腘动脉在收肌管裂孔处续于股动脉，开始位于半膜肌深面，沿腘窝底向外下斜行，至股骨两髁中间时即垂直下行，至腘肌下缘处分为胫前、后动脉至小腿腘动脉在窝内发出肌支及 5 条关节支；④腓总神经由腘窝外上缘下行，与胫神经分离后，沿股二头腘肌内侧缘行向下外，经腓骨头后方至腓骨颈外侧分为腓深和腓浅神经（superficial and deep peroneal nerves）两终支。在腘窝内腓总神经发出腓肠外侧皮神经（lateral sural cutaneous nerve）。

（五）小腿后区

1. 浅层结构　取小腿浅层标本观察在此标本上主要观察小隐静脉［lesser（or small）saphenous vein］，腓肠内、外侧皮神经（medial and lateral sural cutaneous nerve）。

（1）观察小隐静脉：小隐静脉起于足背静脉弓的外侧份，经足外侧缘绕外踝后方上行至小腿后区，在小腿下部的中线上与腓肠神经伴行。

（2）观察腓肠内、外侧皮神经：腓肠内侧皮神经在腘窝处由胫神经发出，与小隐静脉伴行于腓肠肌内、外侧头之间，在小腿中份穿深筋膜浅出，于腘窝外侧角穿出深筋膜，向下分布于小腿后外上部的皮肤，并发出一条交通支于腓肠内侧皮神经吻合成腓肠神经（sural cutaneous nerve）；腓肠神经分支分布于小腿后面下部皮肤，主干继续伴小隐静脉下行。

2. 小腿后群肌及血管神经　取小腿后区肌、神经和血管标本观察在此标本上观察小腿后群肌、胫后动脉（posterior tibial artery）和胫神经。

（1）小腿三头肌：腓肠肌（gastrocnemius）内外侧头起于股骨内、外侧髁后面，比目鱼肌（soleus）起于胫、腓骨后面上部及比目鱼肌腱弓，三头肌都止于跟骨结节。

（2）小腿后群深层肌：下面我们观察下面 4 块肌：腘肌、趾长屈肌（flexor digitorum longus）、胫骨后肌（tibialis posterior）、踇长屈肌（flexor hallucis longus）的走行。

（3）观察胫神经与胫后动脉的分支走行与分布情况。

（六）小腿前外侧区

1. 小腿浅静脉及皮神经

（1）大隐静脉及伴行的隐神经：在小腿上部，隐神经位于静脉后方，在小腿下部隐神经位于静脉前方。

（2）观察小隐静脉及伴行的腓肠神经。

（3）观察腓浅神经终支：腓浅神经在小腿中、下 1/3 交界处，经腓骨长肌前缘穿深筋膜浅出至皮下。

2. 小腿外侧区肌、血管和神经

（1）腓骨长肌（peroneus longus）和腓骨短肌（peroneus brevis）：位于小腿前、后肌间隔之间。腓骨长肌位于浅层，腓骨短肌位于深层。

（2）腓浅神经：起自腓总神经，下行于腓骨长、短肌之间，其末支至小腿中、下 1/3 交界处，经腓骨长肌前缘穿深筋膜浅出至皮下，分布于小腿外侧及足背和趾背的皮肤。

3. 小腿前群肌、血管和神经

（1）小腿前群肌：在小腿，骨间膜前面，共有 3 块，由内侧向外侧依次为胫骨前肌（tibialis anterior）、踇长伸肌（extensor hallucis longus）和趾长伸肌（extensor digitorum longus）。

（2）胫前动脉（anterior tibial artery）：胫前动脉在腘肌下缘发自腘动脉，本干先贴骨间膜行于胫骨前肌与趾长伸肌之间，在小腿中部则位于胫骨前肌与踇长伸肌之间，至踝关节上方，行于踇长伸肌深面，至踝关节前方中点处改名为足背动脉（dorsal artery of the foot）。

（3）胫前静脉（anterior tibial veins）：有 2 支，伴行于胫前动脉两侧。

（4）腓深神经（deep peroneal nerve）：起自腓总神经，向前下穿腓骨长肌起始部及前肌间隔，进入前骨筋膜鞘，即与胫前血管伴行。

（七）踝前区与足背

1.浅层结构

（1）足背静脉弓：静脉弓横于足背远侧，此弓内、外侧端向后沿足两侧缘，分别与大、小隐静脉相续。

（2）大隐静脉：沿足的内侧缘向后经内踝前方至小腿内侧上行。

（3）小隐静脉：沿足的外侧缘向后经外踝后方至小腿后面上行。

（4）足背皮神经：从内侧至外侧为隐神经，足背内侧，中间、外侧皮神经。在第1趾蹼及第1、2趾相对缘的皮肤为腓深神经的皮支支配。

2.深层结构

（1）伸肌上支持带：位于踝关节稍上方，横向附着于胫、腓骨前缘。

（2）伸肌下支持带：位于伸肌上支持带的下方，呈横置的"Y"形，外侧束附着于跟骨外侧面的前份，内侧部分又分为上下束束，上束附于内踝，下束连足底腱膜。

（3）观察踝前三个骨纤维管内结构及其走行。

（八）踝后区

1.浅层结构　浅筋膜较疏松，跟腱与皮肤间有跟皮下囊，跟腱末端与根骨间有跟腱囊。

2.深层结构　踝后区深筋膜在内踝与跟结节内侧面之间形成屈肌支持带，此韧带与跟骨内侧面、内踝间围成踝管。屈肌支持带发出的纤维隔将踝管分成4个通道，由前向后观察通过通道内结构分别为：胫骨后肌腱、趾长屈肌腱、胫后动静脉和胫神经、踇长屈肌腱。

第三节　解剖操作

一、操作要点

重点解剖股三角的境界、内容及交通；穿行梨状肌上、下孔及坐骨小孔穿经的结构；腘窝的境界及内容；踝管的构成、内容。

二、操作步骤

（一）标本体位

标本取仰卧位（股前区和股内侧区，小腿前区、外侧区和足背）或俯卧位（臀部和股后区，膝后区和小腿后区）。

（二）解剖股前区和股内侧区

1.切口　将标本仰卧于操作台上，自髂前上棘沿腹股沟韧带至耻骨结节做一斜行切口，自切开内侧端绕过外阴部，向下沿股内侧至小腿内侧做一纵行切口，再沿胫骨粗隆的高度做一横切口至小腿外侧。

2. 解剖大隐静脉　在股前内侧部的浅筋膜内找到大隐静脉，向下修洁至膝内侧，对于一些细小的属支和交通支可切除。向上追踪至耻骨结节外下方 3～4cm 处（穿筛筋膜为止）。在修洁过程中，注意寻找在大隐静脉根部注入该静脉的 5 个属支：①腹壁浅静脉：该静脉位于腹壁内侧浅层，从脐部行向腹股沟韧带内侧端，于大隐静脉的内上方注入；②旋髂浅静脉：该静脉从髂前上棘附近向大隐静脉走行，于大隐静脉外上方注入；③阴部外静脉：该静脉来自外生殖器的静脉回流，于大隐静脉内侧注入；④股外侧浅静脉：分布在大腿的外侧的浅筋膜内，从大隐静脉的外下方注入；⑤股内侧浅静脉：分布在大腿内侧的浅筋膜内，从大隐静脉的内下方注入。其中，腹壁浅静脉、旋髂浅静脉和阴部外静脉均有同名浅动脉伴行，但因这些动脉都比较细小，可不解剖。这五条浅静脉在有些标本上可能出现共干的情况，如阴部外静脉与腹壁浅静脉共干较多，旋髂浅静脉、股外侧浅静脉与腹壁浅静脉的共干情况亦较常见。

3. 解剖腹股沟浅淋巴结　腹股沟浅淋巴结在腹股沟韧带周围成"T"形排列：即沿大隐静脉上端纵行排列的腹股沟浅淋巴结下群和沿腹股沟韧带斜行排列的上群，各群保留 1～2 个，其余可清除。

4. 解剖皮神经　在髂前上棘下方 5～10cm、腹股沟韧带外侧的浅筋膜中，寻找穿深筋膜浅出的股外侧皮神经，其余皮神经为股神经的前皮支。另外沿缝匠肌的行程找出 1～2 支从深筋膜浅出的皮神经，观察后切除。在保留大隐静脉和股外侧皮神经的原则下，沿大腿中部切开浅筋膜，逐渐向两侧剥离浅筋膜，并向两侧翻开，显露深层的深筋膜。在股内侧下部伴大隐静脉走行的为隐神经，保留该神经，待到小腿再解剖。

5. 解剖深筋膜　修洁完浅筋膜后，观察其深面强厚的深筋膜——阔筋膜及其结构。在耻骨结节外下方 3～4cm 处，即在大隐静脉急转进入深面的部位，找到卵圆形的隐静脉裂孔。该孔表面覆盖有薄层筛筋膜，细心修洁、观察，可见该孔的下缘和外缘较为锐利而明显，即镰缘。大隐静脉、浅动脉和淋巴管勾绕镰缘穿行筛筋膜。阔筋膜呈桶状包裹大腿肌，内侧部较薄弱，外侧部在髂嵴与胫骨外侧髁之间增厚形成髂胫束。在腹股沟韧带的下方横切阔筋膜，再自髂前上棘向下垂直切开髂胫束前缘至髌骨外缘，再沿髌骨上缘切开阔筋膜至大腿内侧。由外向内分离阔筋膜至腹股沟韧带内侧，有肌附着的部位可用刀尖细心分离。

6. 解剖股三角　清除阔筋膜后，可见大腿前上 1/3 处的成倒置三角形的股三角，其上界是腹股沟韧带，内侧界是长收肌的内侧缘，外侧界为缝匠肌的内侧缘。前壁即为已经翻开的阔筋膜。清理股三角的三个边界，观察位于其内侧部的股鞘。股鞘是包裹股动、静脉和股管及其内容物的筋膜管，且漏斗状。在股鞘前壁，自外向内，沿股动、静脉的前方以及股静脉内侧分别做一纵行切口，切开股鞘前壁并将其与血管进行钝性分离，翻向两侧，以便观察股鞘内容结构的位置关系，证实股动脉、股静脉之间有筋膜隔开，在股静脉的内侧仍有筋膜存在。

修洁股三角内股血管，观察股动脉的分支和股静脉的属支。追踪股血管向上，可见其自腹股沟韧带深面进入股三角后，发出 3 支浅动脉进入浅层，分别是腹壁浅动脉、旋髂浅动脉和阴部外动脉，这 3 条静脉已经在前面的浅筋膜内找到。向下追踪股动脉，在腹股沟韧带下方 2～5cm 处，股动脉发出营养股部的股深动脉，该动脉于大收肌的深面走行，并有同名静脉伴行注入股静脉，修洁该动脉，并切除同名静脉。在股深动脉的起点附近，其发出两条分支，分别是走向大腿内、外侧深层的旋股内侧动脉和旋股外侧动脉。有时这两条动脉直接由股动脉发出，注意修洁并追踪。

用镊子清除股静脉内侧、腹股沟韧带下方的脂肪和疏松结缔组织，解剖股静脉周围的腹股沟深淋巴结，并将其取出。清理完毕后，将阔筋膜复位，盖在股部，可体会在股静脉内侧、阔筋膜深面存在一锥形筋膜管，即为股管。用小指伸入股管，探查其上口，其上口即为股环。对照骨盆标本理解并确认股环的边界：前界为腹股沟韧带，后界为耻骨梳韧带，内侧界为腔隙韧带（陷窝韧带），外侧界借纤维隔与股静脉分开。

用血管钳夹开股三角的内容物，可见股三角的后壁自内侧向外侧由长收肌、耻骨肌和髂腰肌及其筋膜构成。修洁这些肌的边界。髂腰肌表面的髂筋膜向内延续为股鞘后壁。纵行切开髂筋膜，可见其深面的髂腰肌和股神经。向上追踪，观察它们经腹股沟韧带深面进入股三角。股神经在股三角内发出分支，修洁这些分支并观察。股神经的最长的终末支为隐神经，伴股动脉向下行与股三角内。用两个手指分别插入股动脉外侧和股神经内侧，两指之间夹持的筋膜即为髂耻弓。借助骨盆标本理解腹股沟韧带与髂骨之间的间隙，该间隙被髂耻弓分为外侧的肌腔隙和内侧的血管腔隙。观察两个腔隙内的结构：肌腔隙内容纳了髂腰肌、股神经和股外侧皮神经；血管腔隙内容纳的有股血管、股环和腹股沟深淋巴结等。

7. 解剖收肌管　在股前区中 1/3 段前内侧，向外牵开缝匠肌，暴露其深面的大收肌，查看其止于收肌结节的大收肌腱，在腱板的深面即为收肌管。收肌管有两口、三壁。前壁即为缝匠肌和大收肌的腱板，外侧壁为股内侧肌，后内侧壁为大收肌及长收肌。收肌管上口通向股三角，将镊子从股三角尖插入腱板的深面，沿镊子向下切开腱板，注意勿伤到收肌管内通行的结构，分离管内的隐神经和股动脉、静脉。追踪隐神经至膝关节的内侧，可见其伴大隐静脉下行。追踪股血管至收肌管下口，股血管在收肌管的下口经大收肌腱与股骨间形成的收肌腱裂孔通腘窝。

8. 修洁股四头肌　首先在髌骨的前面找到一条坚韧的韧带即髌韧带，可见该韧带有四个肌腱，其中最上方的肌腱所连接的肌即为股直肌，提起股直肌的中部，可见其深面的股中间肌，其内、外侧分别是股内侧肌和股外侧肌。仔细修洁股四头肌的 4 个头。

9. 修洁股内侧区的肌、血管、神经　在已经修洁的耻骨肌和长收肌的内侧找到股薄肌。在长收肌的起点处切断该肌并翻向外下，暴露其深面的短收肌，在该肌前面和后面，皆可见一细小的神经分布于股内侧肌群，向上追踪，可见两支神经合为 1 支，即为闭孔神经，有同名的血管伴行于股内侧。在长收肌的股骨粗线止点处，可寻找到一些由股深动脉发出的分支，这些分支即为股深动脉的穿动脉，它们紧贴股骨内侧缘至股后区。

（三）解剖臀部和股后区

1. 切口　将标本俯卧与操作台上，沿下列顺序切开皮肤：沿髂嵴向后至髂后上棘，再向内至后正中线，然后自骶骨中部至尾骨尖，再沿肛门外侧切至大腿内侧，与股部内侧部的切口相延续至膝后下部，再平胫骨粗隆做一横切口，将皮片向外翻起。

2. 解剖臀部的浅、深筋膜　臀部的皮下脂肪很厚，皮神经从各个方向进入臀部，寻找相对比其他部位要困难一些。同学们可以参考图谱，了解一些，在臀大肌下缘、近股后区中线的附近浅筋膜内，注意看能否寻找股后皮神经发出的臀下皮神经及其主干，若能找到，修洁并保留。

由内侧向外侧清除臀区浅筋膜，暴露该区的深筋膜，即臀筋膜。在臀上外侧部臀中肌表面的臀筋膜较致密，向上附于髂嵴，向内侧附于骶、尾骨背面，向外侧则参与形成髂胫束，向下与阔筋膜相延续。它在臀大肌的上外缘分层包裹该肌，并深入其内，将该肌分成许多肌束。先在大转子与坐骨结节间的中点，臀大肌的下缘切开臀筋膜，找出股后皮神经，将神经与该肌分离并保留，再切除剩余的臀筋膜，显露臀大肌。

3. 解剖臀部肌群 修洁臀大肌的上外缘与下内缘，清除其表面的筋膜，将手指或镊子插入该肌深面，钝性分离其与深面的结构。然后用左手抬起臀大肌，右手持刀，在靠近该肌起点处做凸向上的弧形切口，切断臀大肌，轻轻地翻向外下。注意：臀大肌有部分纤维起于骶结节韧带，暂时不要切断该韧带；在臀大肌的深面有臀上动、静脉和神经进入该肌，在翻开臀大肌时，注意清理、观察，为操作的方便，可紧贴肌肉将它们切断。清理臀部的中层肌群：在臀部中层肌中，在梨状肌的上下缘有血管神经穿过，借此可以确定此肌。在梨状肌上方有臀中肌，下方有上孖肌、闭孔内肌腱、下孖肌和股方肌。

4. 解剖梨状肌上、下孔 梨状肌穿坐骨大孔，将其分成上方的梨状肌上孔和下方的梨状肌下孔。清除梨状肌上、下孔周围的结缔组织，显露梨状肌，观察在该肌外上方的臀中肌。在梨状肌和臀中肌之间找出臀上血管的浅支。将臀中肌自起点处切断，向下翻开，清理出其深面的臀小肌、臀上动、静脉的深支和臀上神经。在梨状肌的下缘，坐骨结节与大转子之间的结缔组织中，找到坐骨神经，在其内侧分别可修洁出股后皮神经、臀下动脉、静脉和臀下神经（在翻开臀大肌时已经切断）、阴部内血管和阴部神经，观察它们的排列关系。切断骶结节韧带，暴露坐骨小孔，观察该韧带深面绕骶棘韧带进入坐骨小孔的阴部内血管和阴部神经并修洁。

5. 解剖大肌下间隙 臀大肌下间隙位于臀大肌深面，此间隙内充满脂肪和结缔组织，向前沿臀上、下血管神经束经梨状肌上、下孔与盆腔相通；向下内侧沿阴部内动、静脉和阴部神经经骶结节韧带深面与坐骨肛门窝相通；向下沿坐骨神经与股后区肌间隙相通。感染化脓时可经上述途径相互蔓延。

6. 解剖股后区 去除股后区的浅、深筋膜，修洁肌群。在股后区的深面，可见坐骨神经及股深动脉的穿动脉，翻开股后区的股二头肌的长头和大收肌，可见坐骨神经在股部的全长。坐骨神经在臀部无分支，在股后区发出分支支配大腿后群肌，可修洁各肌支至进入肌肉处。在股后区没有动脉主干，但有些小的动脉分支及其吻合支，可切除。

上述结构解剖完毕后，将主要的血管神经放回原位。

（四）解剖膝后区和小腿后区

1. 切口 将标本俯卧于操作台上，沿小腿后正中线切开皮肤至足跟，再从足跟向前切至足两侧缘，将皮肤向两侧翻起。内侧至胫骨内侧缘和内踝前方。外侧至小腿后肌间隔。

2. 解剖浅静脉及皮神经 在膝关节内侧，循已经解剖出的大隐静脉和伴行的隐神经，向下修洁至内踝前方。在外踝后方和小腿后区中线处找到小隐静脉及其与之伴行的腓肠神经，追踪小隐静脉至腘窝下角，穿腘筋膜注入腘静脉处，修洁该静脉。追踪腓肠神经至腓肠内侧皮神经和腓肠外侧皮神经的吻合处，再继续向上修洁后两条神经，查看它们的发出点，并保留。

3.解剖深筋膜　保留已经解剖出的浅静脉和皮神经，去除浅筋膜，暴露深筋膜，观察深筋膜在小腿部包裹小腿后肌群并形成的小腿肌间隔。在内踝和跟骨内侧面之间的深筋膜增厚形成屈肌支持带，修洁该支持带并保留，去除其他深筋膜。

4.解剖腘腔　于膝后区解剖并修洁腘腔的边界：腘腔上内侧壁为半腱肌和半膜肌，上外侧壁为股二头肌，下内、下外侧壁为腓肠肌的内、外侧头。有时在腓肠肌外侧头的内侧，可分离出一块小的肌腹，其下端连有一细长的肌腱，为跖肌。仔细清除腘腔内的脂肪，可见在腘血管周围排列的腘淋巴结，可清除。

查看腘腔内的结构：坐骨神经在腘腔上端分为两终支，沿其上外侧界走行的为腓总神经，由腘腔上角垂直下行的为胫神经。与胫神经伴行的有腘血管。其中腘动脉来自股动脉的延续，腘静脉向上注入股静脉。注意这些结构在腘腔中排列的深浅关系，将这些血管、神经用拉钩拉向一侧，检查腘腔的底，由上至下为股骨的腘面、膝关节囊、腘肌及其筋膜。

5.解剖小腿后区　循腓肠肌内、外侧头，向下修洁腓肠肌至跟腱。在血管神经进入腓肠肌的内、外侧头处切断这两个头，将肌往下翻，其深面即为比目鱼肌，可见该肌在胫骨与腓骨的近侧端之间形成的比目鱼肌腱弓。用刀柄从该肌的内侧插入肌的深面，钝性将该肌与深面的血管神经束分离开，并在比目鱼肌沿其起点切断，翻向外。注意不要过深，以免伤及深面的胫后血管和由坐骨神经延续的胫神经。修洁比目鱼肌与腓肠肌下端合并而成的跟腱。再由内侧向外侧修洁并辨认位于胫骨后面的趾长屈肌，在胫骨与腓骨之间的胫骨后肌，和在腓骨后面的跗长屈肌，注意胫骨后肌先位于跗长屈肌和趾长屈肌之间，以后肌腱向下内，经趾长屈肌深面至其内侧，向下行于内踝的后面。

追踪并修洁腘动脉及其分支。由腘窝向下修洁腘动脉及其分支，腘动脉的分支中，其中一支分支后，立即向前穿小腿骨间膜至小腿前区，该血管为胫前动脉，可暂不追踪。腘动脉向下延续为胫后动脉，并有2条伴行静脉，首先可将伴行的静脉去除，追踪胫后动脉及其伴行的静脉、神经，可见在离腘腔不远处该动脉向外侧发出一分支，为腓动脉，主干则经屈肌支持带深面，分支进入足底。追踪腓动脉，其在腓骨后内侧下行至外踝后上方浅出。与胫后动脉伴行的为胫神经，首先位于伴行血管的内侧，至小腿下部移行至伴行血管的外侧，经屈肌支持带深面分支入足底。

6.解剖踝管　在内踝与跟骨内侧面之间，用镊子尖插入屈肌支持带深面，切断屈肌支持带并将其翻向内下，暴露的结构为踝管内容物，自前向后分别容纳胫骨后肌腱及其腱鞘、趾长屈肌腱及其腱鞘、胫后血管和胫神经、跗长屈肌腱及其腱鞘。修洁并分离它们。

（五）解剖小腿前区、外侧区和足背

1.切口　尸位取仰卧位，沿小腿后区皮肤切口方向，内、外侧皮瓣分别向前牵拉剥离，将小腿前面和足背的皮肤翻起。

2.解剖浅静脉和伴行神经　在内踝前方的浅静脉内找到大隐静脉和伴行的隐神经，外踝后方找到小隐静脉和伴行的腓肠神经，修洁两条浅筋膜并向前追踪至足背静脉弓。保留这些结构，去除浅筋膜。

3. 解剖深筋膜 暴露深筋膜并修洁，胫前区的深筋膜在胫侧与胫骨前内侧面的骨膜相融合，在腓侧向深面发出肌间隔，附于腓骨。在踝关节附近，可见深筋膜增厚，在踝关节的上方增厚形成伸肌上支持带，在跟骨和内踝及足底之间增厚形成伸肌下支持带。修洁两个支持带并保留，将小腿前区和足背的深筋膜翻向两侧或切除。

4. 解剖小腿外侧区 首先在小腿前、后肌间隔之间辨认并修洁腓骨长肌和深层的腓骨短肌，然后在腓骨头后方找到已显露的腓总神经，沿其走行方向切开腓骨长肌，查看腓总神经绕腓骨颈外侧的分支情况。追踪腓浅神经，在小腿中、下 1/3 交界处的前外侧面，可见其在此穿出深筋膜。追踪腓深神经至趾长伸肌起点处。

5. 解剖小腿前区与足背 沿中线切开伸肌上支持带，并翻向两侧。分离修洁小腿前群肌，由内向外依次为胫骨前肌腱、踇长伸肌腱和趾长伸肌腱。先沿肌腱向上钝性分离肌腹，再沿各腱向下，查看各肌的终止情况。观察在趾长伸肌下份，分出一腱止于第 5 跖骨底背面的肌束即为第 3 腓骨肌。修洁足背处的趾长伸肌腱，在其深面找出趾短伸肌和踇短伸肌，并观察它们的肌腱至各趾。

在小腿上份，用拉钩拨开胫骨前肌和趾长伸肌，追踪修洁沿骨间膜前面下行的胫前血管和位于外侧的腓深神经。胫前动脉至足背行于踇长伸肌腱的外侧，改名为足背动脉。修洁足背动脉前行至第 1 跖骨间隙，该动脉在此处分为足底深动脉和第 1 跖背动脉两终支。腓深神经行于趾长伸肌与踇长伸肌的内侧和胫骨前肌的外侧。修洁其各肌支，并在踇趾和第 2 趾间的趾蹼处，查看其分布于 2 趾相对缘皮肤的终支。

（六）解剖足底

1. 切口 从足底中部到到中趾远端做一纵切口，再沿趾根做一横切口，可稍深。因足底皮肤、浅筋膜都较厚而致密，并与深筋膜牢固相连，不易翻转，可用有齿镊夹住皮肤及浅筋膜一起剥向两侧，再去除残留的浅筋膜，直至出现亮白色的腱性深筋膜为止。

2. 解剖深筋膜 足底深筋膜在中部致密而强厚，形成足底腱膜，观察其近端附于跟骨结节，向前分裂为 5 束至各趾。在跟骨结节前方横行切断足底腱膜，翻向远侧。

3. 解剖深层肌 清除足底两侧的筋膜，修洁足底第一层肌，由内向外依次为踇展肌、趾短屈肌和小趾展肌。修洁趾短屈肌时注意其 4 个细腱。

追踪并修洁屈肌支持带深面的胫后血管和胫神经以及它们的分支：即在踇展肌与趾短屈肌之间的足底内侧神经和血管，在趾短屈肌与小趾展肌之间的足底外侧神经和血管。

修洁足底第二层肌，观察趾长屈肌经踇长屈肌之间的交叉关系，足底方肌在趾长屈肌的止点情况。向前追踪趾长屈肌向前分成四束到达外侧四趾以及起于趾长屈肌腱的四块蚓状肌。

修洁足底第三层肌，将足底方肌在起点处切断向前翻起，并将踇长屈肌和趾长屈肌在内踝下方切断翻向前，观察踇展肌外侧的踇短屈肌，小趾展肌内侧的小趾短屈肌，以及踇收肌的斜、横二头。在踇收肌深方和外侧为骨间肌。在踇收肌斜头的深面，足底外侧动脉在第 5 跖骨底附近向内侧斜行，与足底深动脉在第 1 跖骨间隙附近形成足底弓。足底弓的凸侧发出 4 支跖足底动脉，在跖趾关节附近再次各分为 2 支趾足底固有动脉至足趾。

解剖完这些结构后，将各结构还原。

三、操作注意事项

（1）翻折皮肤：自内向外剥离皮肤，将股前区皮肤翻向外侧，注意切割皮肤要浅，尤其在腹股沟部，勿伤及深面的神经和血管。因足底皮肤、浅筋膜都较厚，注意勿伤及踇趾内缘、小趾外缘和中趾两侧缘的血管、神经。

（2）注意股前内侧区近腹股沟处，浅筋膜分为脂肪层和膜性层两层。

（3）在清除隐静脉裂孔周围的深筋膜时，注意勿伤及隐静脉裂孔深面的股鞘。在分离髂胫束时，可见其上部分成两层，并包裹阔筋膜张肌。注意分离出阔筋膜伸入股外侧肌与股后群肌之间形成的外侧肌间隔。

（4）在解剖梨状肌下孔时，追踪阴部神经应注意其出梨状肌下孔后即绕过骶棘韧带进入坐骨小孔。坐骨神经在此处的变异比较多，注意坐骨神经与梨状肌的关系。

【思考题】

1. 何谓臀大肌下间隙，其主要内容有哪些，感染时的蔓延方向？

2. 试述股三角的构成、连通及其内容？

3. 在腹股沟韧带周围有哪些薄弱区域？试描述各自的构成及临床意义？

（何　慧　谢　巍）